Monika Fingado
Rhythmische Einreibungen

Monika Fingado

Rhythmische Einreibungen

Handbuch aus der Ita Wegman Klinik

Natura Verlag

In diesem Buch werden die **Rhythmischen Einreibungen nach Wegman/Hauschka** beschrieben. Der leichteren Lesbarkeit wegen verwende ich „Rhythmische Einreibungen". Mit der von mir verwendeten männlichen Form sind jeweils beide Geschlechter angesprochen.

An dieser Stelle möchte ich allen meinen Einreib-Kolleginnen, besonders Silvia Stöckler und Michaela Schnur, sowie meinen Einreib-Lehrerinnen Ursula de Gruyter und Edelgard Grosse-Brauckmann danken; ohne sie wäre dieses Buch nicht möglich gewesen.

Der Verlag am Goetheanum im Internet: www.goetheanum-verlag.ch

Zeichnungen von Cristina Mösch

Einbandgestaltung von Gabriela de Carvalho unter Verwendung von Zeichnungen von Cristina Mösch

5. Auflage 2021

Satz: Heiko Hanekop
Druck und Bindung: Beltz Grafische Betriebe, Bad Langensalza

ISBN 978-3-7235-1160-2

Inhalt

Vorwort

Jeden Morgen geht die Sonne auf – den Wechsel von Tag und Nacht verdanken wir den großen Rhythmen der Planeten, die in unserem Umfeld wirken und es gestalten. Auch in uns, in unseren Lebensvorgängen, wirken unzählige Rhythmen. Leben ohne Rhythmus ist nicht möglich.

Was ist eigentlich Rhythmus?

„Wenn sich Rhythmus dadurch definiert, daß er ordnet und sich als ordnendes Moment zu erkennen gibt, so läßt sich das so verstehen, daß er – im Unterschied zum Geordneten – unterwegs ist und bleibt, immer mit Herstellung und Darstellung bestimmter Verhältnisse beschäftigt, und immer auch in der Lage, dieses Verhältnis neu zu entwerfen, seinem Ordnen ein anderes Ziel zu setzen“, schreibt Hanno Helbling, Essayist und ehemaliger Feuilletonchef der „Neuen Zürcher Zeitung“, in seinem Buch „Rhythmus. Ein Versuch“.

Rhythmus als ordnendes Moment wirkt im Menschen harmonisierend und belebend. Dies kann unmittelbar bei Musik und Tanz erlebt werden, bei einem Tagesablauf oder einer Begegnung. Wenn wir unseren Körper in einem eigenen, selbst gewählten Rhythmus bewegen können, weckt das Wohlbefinden und Freude. Darum wollen Kinder gewiegt werden und schaukeln und tanzen gerne.

Heute haben wir in vielen unserer Bewegungs- und Arbeitsabläufe, im Tages- und Jahreslauf Rhythmen weitgehend verloren. Da wird es immer wichtiger, eigene neue Rhythmen zu schaffen.

In der Anthroposophischen Pflege gibt es die „Rhythmischen Einreibungen nach Wegman/Hauschka“. Sie unterstützen die eigenen gesunden Lebensrhythmen und helfen, ein gestörtes Gleichgewicht auszugleichen. Der Behandelte wird tief in seinem Innersten angesprochen, er wird nicht nur körperlich, sondern auch seelisch-geistig berührt.

Durch sie kann eine Qualität, eine innere Haltung erkannt und geübt werden, die jede pflegerische Handlung, überhaupt jede menschliche Begegnung haben sollte. Sie ist eine Möglichkeit, unsere Beziehungsfähigkeit in einem ausgewogenen Verhältnis zwischen Nähe und Distanz zu schulen.

Dieses Buch stellt Grundbegriffe und Übmöglichkeiten zu den Berührungsqualitäten dieser Rhythmischen Einreibungen vor. Es zeigt, wie eine Substanzauftragung, die in innerer Anteilnahme, mit einer bewußten Handführung an- und abschwellend durchgeführt wird, eine in sich atmende, rhythmische Qualität bekommt. Jede Waschung und jede Berührung, die in dieser Weise im pflegerischen Alltag oder im Umgang mit Kindern oder Betreuten stattfindet, wird dadurch wohltuender und kann – dank der ordnenden Kraft des Rhythmus – harmonisierend wirken. Diese Qualität kann sich in jeder Begegnung, jedem Händedruck auswirken.

Bereits eine einfache Melodie enthält in sich etwas Vollkommenes und Berechtigtes. So kann auch eine einfache Einreibung – ein Kreis auf dem Bauch oder um ein Gelenk, ein Streichen am Fuß oder Rücken –, die mit einer anfänglich rhythmischen Qualität durchgeführt wird, wohltuend wirken. Um jedoch zu einer Melodie auch noch Begleitstimmen spielen zu können, bedarf es einer längeren Übung.

Rhythmische Einreibungen können nicht erlernt werden anhand eines Buches. Dieses Buch ist wie ein Reiseführer in ein unbekanntes Land, der eine Beschreibung der Geographie und dortigen Lebensweise geben kann. Um dieses Land wirklich kennenzulernen, bedarf es der Begegnung mit Menschen, die darin heimisch sind. Damit Rhythmische Einreibungen zu einer „heilenden Kunst" werden, brauchen sie fachkundige Anleitung und immer wieder einen Austausch im gemeinsamen Üben und Erleben, um aus den dabei gewonnenen Erfahrungen heraus das Instrument der Hände zu schulen. Und sie brauchen vor allem Zeit zum Wachsen.

Rhythmische Einreibungen bleiben durch die bewegte und bewegende Kraft des Rhythmus selbst auch immer in Bewegung und lebendiger Entwicklung. So ist auch dieses Buch ein Schritt auf einem Entwicklungsweg.

Rhythmus

Der Gesang des Meeres

Wolken, meine Kinder, wandern gehen
Wollt ihr? Fahret wohl! Auf Wiedersehen!
Eure wandellustigen Gestalten
Kann ich nicht in Mutterbanden halten.

Ihr langweilet euch auf meinen Wogen,
Dort die Erde hat euch angezogen:
Küsten, Klippen und des Leuchtturms Feuer!
Ziehet, Kinder! Geht auf Abenteuer!

Segelt, kühne Schiffer, in den Lüften!
Sucht die Gipfel! Ruhet über Klüften!
Brauet Stürme! Blitzet! Liefert Schlachten!
Traget glühnden Kampfes Purpurtrachten!

Rauscht im Regen! Murmelt in den Quellen!
Füllt die Brunnen! Rieselt in den Wellen!
Braust in Strömen durch die Lande nieder –
Kommet, meine Kinder, kommet wieder!

In diesem Gedicht beschreibt Conrad Ferdinand Meyer den sich immer wieder wiederholenden Kreislauf des Wassers. Wie es verdunstend aufsteigt, in den Lüften in feinsten Wassertröpfchen Wolken bildet, die sich zu Regentropfen sammeln, wieder schwer werden und auf die Erde herunterfallen, um in Quellen neu zu entspringen und wieder zurück zum Meer zu eilen.

Betrachten wir das Meer, zum Beispiel an einem Nordseestrand, einmal genauer. An den heranrollenden und wieder zurückströmenden Wellen läßt sich ein rhythmisches Geschehen unmittelbar wahrnehmen und erleben.

Auf seiner Oberfläche erscheinen – je nach Wind und Strömung – zuerst nur sanfte Wellenberge und -täler. Dann wächst neben einem immer tiefer werdenden Wellental ein Berg, richtet sich zu einem immer höher werdenden Kamm auf, bis er schließlich schäumend überschlägt und ans Ufer eilt. Dort wird er langsamer, läuft schließlich am Strand aus und fließt nach einem kurzen Moment des Innehaltens zurück in die unendliche Weite des Meeres – der nächsten Welle entgegen. Dabei ist jede Welle unterschiedlich hoch und schwungvoll: die eine überholt ihre Vorgängerin, die nächste bleibt vielleicht zurück. Zweimal täglich steigern sie sich zur Flut und nehmen sich zurück bei der Ebbe, und keine Flut ist wiederum gleich hoch wie die andere.

An manchen Stellen bleibt nach der Flut ein Abbild dieses rhythmischen Geschehens als Spur im Sand zurück: durch die Begegnung von Wasser und Sand entstanden in unregelmäßiger Regelmäßigkeit Berge und Täler, jedesmal wieder neu und anders, und doch nach dem gleichen Muster gebildet.

Auch das Rauschen einer Brandung, das von weitem vielleicht als gleichförmiges Geräusch erscheint, erweist sich bei genauerem Hinhören als an- und abschwellendes Tosen.

Das Wasser, das so unendlich beweglich sein kann, vermag in der Begegnung mit anderen Elementen die vielfältigsten Rhythmen abzubilden – in Schäfchenwolken oder wogenden Nebelschwaden, in einem über Steine plätschernden Bach oder einem sich durch ein Wiesental schlängelnden Fluß, auf einer vom Wind gekräuselten Seeoberfläche, den Wellen eines Meeres oder ausgewaschenen Formen eines Felsens.

Gesetzmäßigkeiten des Rhythmus

Was haben der Kreislauf des Wassers und die Meereswellen nun gemeinsam?

Beide Male stehen sich **polare Gegensätze** gegenüber, zwischen denen in einer kontinuierlichen Bewegung ein Austausch stattfindet, ein Hin- und Herschwingen. Das ordnende Prinzip des Rhythmus stellt ein **ausgeglichenes Verhältnis** zwischen diesen Polaritäten her.

Beim ersten Beispiel wechselt das Wasser zwischen Himmel und Erde, zwischen einem ausgebreiteten, gasförmig-feinen Zustand und einem zusammengezogenen, dichten und kompakten Flüssigen.

Beim Zustandekommen der Wellen trifft Bewegung auf Ruhe, die bewegte Luft auf das ruhende Wasser, das auf diese Begegnung antwortet und seinerseits wieder, als Bewegendes, den Sand formt. Durch dieses Zusammentreffen bilden sich die Wellenformen aus, wo wieder polare Gestalten – Berg und Tal – nebeneinander stehen.

Rhythmus entsteht jedoch nur, wenn bei dieser Begegnung jeder Pol in seiner Eigenart bestehen bleiben kann und beide in einem ständigen Austausch ineinander spielen können. Durch diese innere Spannung, das Hin und Her, lebt jeder Rhythmus und erhält seine eigene Dynamik. Er verschwindet, sobald sich die polaren Gegensätze ausgleichen und verwischen.

Rhythmus kann auch erst durch **wiederholte Begegnungen** entstehen. In der Rhythmus-Forschung gilt: „Einmal ist keinmal". So wie ein einzelner Ton noch keine Musik ergibt, macht eine einmalige Welle noch kein rhythmisches Geschehen.

Doch wiederholt sich bei einem Rhythmus **nie dasselbe** auf völlig gleiche Weise. Jede Welle schwingt in ihrer sich immer wieder ändernden Umgebung mit und **paßt sich an** diese an. Die Wellen eines Wellenbades hingegen, die maschinell erzeugt werden und untereinander identisch sind, folgen einander in einem gleichbleibenden starren **Takt**. Dieser ist „geordnet", im Unterschied zum rhythmischen Prinzip, das immer unterwegs ist und neue Verhältnisse bildet. Wenn jedoch der Wind zu stark wird, die Wellen immer aufgepeitschter werden und sich wild überschlagen, entsteht ein **Chaos**.

Deshalb können wir sagen, daß Rhythmus mit seiner unregelmäßigen Regelmäßigkeit zwischen den Möglichkeiten Takt und Chaos steht, zwischen einer erstarrten, immer identischen Wiederholung und einer willkürlichen, völlig ungeordneten Unregelmäßigkeit.

In dem Buch „Zeit und Rhythmus" untersucht Wilhelm Hörner die verschiedensten Rhythmen in Pflanze, Tier und Mensch sowie übergeordnete, kosmische Rhythmen. Das Wesen des Rhythmus, das allen diesen Erscheinungen zugrunde liegt, könnte demnach folgendermaßen charakterisiert werden: Rhythmus ist Polarität und Ausgleich in stetiger Erneuerung mit elastischer Anpassung. Diesen Kennzeichen werden wir bei den Rhythmischen Einreibungen immer wieder begegnen.

Wirkung von Rhythmus

So wie wir uns darauf verlassen, daß jeden Morgen die Sonne aufgeht, können wir durch jedes rhythmische Geschehen eine **Gewißheit und Sicherheit entwickeln**, daß etwas uns Vertrautes, Bekanntes wiederkehren wird. Wir können uns darauf einstellen und damit umgehen. Wiederholt sich jedoch immer dasselbe auf genau gleiche Art, entsteht eine lähmende Monotonie. So kann ein Bad im Meer **anregend und erfrischend** wirken, ein Wellenbad dagegen langweilt uns nach kurzer Zeit.

Rhythmus hat eine **wohltätige und kraftsparende** Wirkung. Rhythmisch fließende Bewegungsabläufe, zum Beispiel Schlittschuhlaufen oder Wandern, bei denen die Bewegungsrhythmen des ganzen Körpers mit dem Atemrhythmus zusammenklingen können, wirken dadurch weniger ermüdend. Deshalb konnten Arbeitsabläufe wie mähen oder dreschen, hobeln oder sägen, die aus rhythmischen Bewegungen bestehen, lange durchgehalten werden. Oft wurden diese Tätigkeiten noch durch entsprechende Lieder begleitet.

Die **belebende Wirkung** des Rhythmus wird uns manchmal erst richtig bewußt, wenn er fehlt, z. B. bei einem völlig unregelmäßigen Tagesablauf mit immer neuen und unvorhergesehenen willkürlichen Änderungen.

Rhythmen im Menschen

Am deutlichsten erleben wir Rhythmen in Herzschlag und Atmung.

Aus der Peripherie der Blutgefäße fließt das Blut zum **Herzen**. Dort sammelt es sich und kommt einen kurzen Moment zur Ruhe, bevor es beim nächsten Herzschlag wieder herausströmt und sich in dem Netz unserer Blutgefäße, das unseren gesamten Körper durchzieht, verteilt. Dort – zwischen den arteriellen und venösen Kapillaren – steht es wiederum kurz still, bevor es wieder zum Herzen zurückfließt.

Auch in der **Atmung** haben wir einen ständigen Wechsel zwischen einem Zentrum in unserer Lunge und einer Peripherie in unserer Umwelt, zwischen Innen und Außen. Mit der eingeatmeten Luft verinnerlichen wir jedesmal einen Teil der Umwelt, nehmen beispielsweise die aufgenommenen Gerüche wahr. Beim Ausatmen geben wir etwas von uns in die Welt, teilen es ihr mit, wir sprechen im Ausatemstrom. Nach jeder Einatmung und jeder Ausatmung findet eine kurze, zeitlich kaum wahrnehmbare Pause statt, in der eine Atemrichtung in die andere umschlägt.

Beim ersten Einatmen verbindet sich das Seelisch-Geistige des Menschen mit seinem lebendigen Leib – der Mensch **inkarniert** sich (vom lateinischen Wort carne: Fleisch, verkörpern) –, und mit seiner letzten Ausatmung löst es sich aus ihm. Mit jedem Atemzug geschieht im Kleinen das gleiche: beim Einatmen kommen wir etwas mehr zu uns, wir sammeln und konzentrieren uns, sind etwas tiefer inkarniert. Und beim Ausatmen verlieren wir uns ein wenig, wir sind weniger wach und schmerzempfindlich, wir sind etwas exkarniert.

Das Rhythmische System

In unserem Blutkreislauf und der Lunge findet ein unaufhörlicher Wechsel zwischen Bewegung und Ruhe, Ausdehnung und Zusammenziehung statt. Damit stehen sie zwischen den immer bewegten, Wärme erzeugenden Vorgängen in unseren Stoffwechselorganen und Gliedmaßen und den wenig stoffwechselaktiven, ruhig verlaufenden Prozessen in unseren Nerven- und Sinnesorganen, die Kühle und Konzentration erfordern. Wenn die warmen, stoffauflösenden Prozesse in einem Teil unseres Körpers überhandnehmen, entsteht Entzündung und Fieber. Ein Zuviel an verhärtenden Nervenprozessen führt dagegen zu Sklerose.

In der **Funktionellen Dreigliederung des Menschen,** einem Teil der anthroposophischen Menschenkunde, werden Blutkreislauf und Lunge im „**Rhythmischen System**" zusammengefaßt. Es hat sein Zentrum in unserem Brustbereich und vermittelt zwischen dem „**Stoffwechsel-Gliedmaßen-System**" und dem „**Nerven-Sinnes-System**", zwischen dem „warmen Bauch" und dem „kühlen Kopf". Es kann ein gesundes Gleichgewicht zwischen diesen Polen und ihren Tätigkeiten schaffen und dadurch Krankheit verhindern.

Margarethe Hauschka schreibt in ihrem Buch „Rhythmische Massage nach Dr. Ita Wegman", daß „Heilung im Ausgleichen der beiden für sich allein krankmachend wirkenden Pole besteht". In diesem Sinne können wir sagen, daß Rhythmus das heilende Prinzip in uns ist. (Alle weiteren Zitate von ihr stammen ebenfalls aus diesem Buch.)

Entstehung der Rhythmischen Einreibungen

Die Rhythmischen Einreibungen wurden von Dr. Ita Wegman angeregt und durch Dr. Margarethe Hauschka weiterentwickelt. Deshalb werden sie vollständigerweise **„Rhythmische Einreibungen nach Wegman/Hauschka"** genannt.

Rhythmische Massage

Vor ihrem Medizinstudium hatte sich Ita Wegman in schwedischer Massage ausgebildet. Nachdem sie einige Jahre in Zürich eine Arztpraxis geführt hatte, gründete sie 1921 das „Klinisch-Therapeutische Institut Arlesheim" bei Basel, das später nach ihr „Ita Wegman Klinik" genannt wurde. Aus den Erkenntnissen des anthroposophischen Menschen- und Weltbildes, das von Rudolf Steiner entwickelt wurde, erweiterte sie die schwedische Massage durch **Einbeziehung des rhythmischen Elementes** und durch **Griffe,** die Leichte statt Druck erzeugen. Es entstand die **„Rhythmische Massage nach Dr. Ita Wegman"**.

Abgrenzung

Auch die **Rhythmischen Einreibungen** haben die Gesetzmäßigkeiten des Rhythmus und der Leichte als Grundlage. Durch diese Einreibungen kann eine Substanz auf eine heilende, dem Menschen gemäße Art und Weise aufgetragen werden. Sie wurden aus den **Streichungen** der Rhythmischen Massage entwickelt.

Die **Griffqualität** der Rhythmischen Einreibungen ist im Vergleich zur Rhythmischen Massage leichter. Wir arbeiten „auf dem Gewebe", ohne dieses dabei zu verschieben oder zu verformen, und erreichen durch die rhythmische Differenzierung eine tiefgehende Wirkung. Die Massage arbeitet zum Teil knetend oder walkend „mit dem Gewebe".

Über die Berührungsqualität

Die Hand

Unsere Hände sind das Instrument, mit dem wir tätig ergreifen und wahrnehmend begreifen können. Darum möchte ich sie etwas genauer betrachten, um ihre Berührungsmöglichkeiten kennenzulernen.

Unsere **Handinnenfläche** kann in Handteller und Fingerhand unterteilt werden.

Am unteren Teil unseres Handtellers liegt die **Handwurzel** mit dem zu ihr gehörenden Ballen. Wenn wir unser Handgelenk nach oben überstrecken, wird diese Muskulatur angespannt und hart. Wir reiben deshalb immer mit entspanntem und lockerem Handgelenk ein.

Der **Daumenballen** ist bei entspannter Daumenhaltung ebenfalls weich. Der Daumen wird deshalb nie abgespreizt. Er läuft locker mit der Hand mit und vergrößert dadurch die aufliegende Handfläche.

Der obere Teil des Handtellers ist die **Mittelhand.** Sie besteht aus dem Ballen über den Grundgelenken unserer Finger und der sogenannten Hohlhand. Hier bleibt bei flach aufliegender Hand ein Hohlraum frei, und selbst bei einem festen Händedruck entsteht ein respektvoller Freiraum zwischen beiden Händen. Die Mittelhand kann durch ihre Beweglichkeit und Wärme einen innigen Kontakt aufnehmen, eine Verdichtung ohne Druck mit einer **saugenden Qualität.**

Wenn unsere Hand, mit dem Handteller nach unten, entspannt auf einer Fläche aufliegt, sind unsere Finger leicht gespreizt. Diese Zwischenräume werden vom Behandelten jedoch nicht wahrgenommen, die **Fingerhand** wird dennoch als geschlossene, warme Fläche erlebt.

Als **Fingerbeeren** bezeichnen wir den weichen Teil an der Innenseite unserer Finger-Endglieder. Wenn bei einer Einreibung nur die Finger Kontakt haben, geschieht dies immer mit den Fingerbeeren. Eine Berührung mit den Fingerspitzen ist tatsächlich „spitz“ und kühl.

Im allgemeinen fällt es Rechtshändern leichter, mit der rechten Hand einzureiben, und umgekehrt. Bei einigen Einreibungen sind jedoch **beide Hände** beteiligt. Sie sollten deshalb beide gleichermaßen geübt sein, damit sie gleichwertig eingesetzt werden können.

Phasen der Einreibung

Wodurch wird eine Einreibung rhythmisch?

Die **Polaritäten** einer Rhythmischen Einreibung finden wir in unterschiedlichen **Berührungsintensitäten,** in einem intensiveren und einem leichteren Kontakt der Hände mit dem behandelten Körper. Und in der **Intention** der Begegnung, die einmal fragend und dann wieder lauschend ist. Oft nimmt auch der Bereich der Hand, der Kontakt hat, zu und ab.

Zwischen diesen Polaritäten findet ein dynamisch gestalteter, fließender Wechsel statt, ein in sich atmender Prozeß, durch den eine Ganzheit – eben die Rhythmische Einreibung – entsteht. Sie erhält dadurch eine Qualität, die Margarethe Hauschka als „musikalisch oder farbig" bezeichnet.

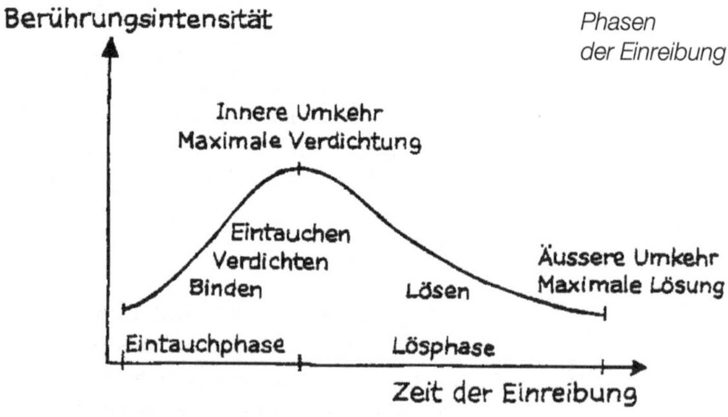

Phasen der Einreibung

Phasen

In der **Eintauch- oder Verdichtungsphase** nimmt die Berührungsintensität allmählich zu, bis die Verdichtung so intensiv und satt ist, daß jede weitere Steigerung zu einem Druck führen würde. Ein Höhepunkt ist erreicht und damit gleichzeitig ein **Umkehrpunkt** (Innere Umkehr).

In der nun beginnenden **Lösphase** nimmt die Intensität wieder ab, bis sie so gering ist, daß eine weitere Abnahme zu einem kitzeligen, kühlen Kontakt führen würde. Diese Phase ist immer länger als die Eintauchphase. Der Höhepunkt der Lösphase ist wieder ein **Umkehrpunkt** (Äußere Umkehr), an dem ein neuer Eintauchimpuls einsetzen kann.

Eine solche „Welle“ wiederholt sich im Verlauf einer Einreibung „in stetiger Erneuerung“, indem die Hände „mit elastischer Anpassung“ dem Körper des Behandelten begegnen (☞ Seite 11).

Umkehrpunkte

Die Umkehrpunkte oder Umkehrmomente sind die entscheidenden Momente innerhalb jeder Einreibung.

Wie bei einer Schaukel, wo jeder Gipfelpunkt ein Umkehrpunkt ist, in dem die Bewegung in die andere Richtung umschlägt, ist auch jeder Höhepunkt einer Einreibung ein Umkehrpunkt: ein kurzes, innerliches Anhalten – ohne dabei jedoch den äußeren Bewegungsfluß der Einreibung zu unterbrechen –, bevor eine neue Phase mit einer geänderten Intention einsetzen kann (☞ Rhythmus-Übung, Seite 18).

Intention

In der Phase der zunehmenden Intensität wendet sich der Einreibende **„fragend“**, voller Respekt und Anteilnahme dem Behandelten zu. Die Hände begegnen tastend-verdichtend dem Gewebe und nehmen aufmerksam wahr, wie es ihnen entgegenkommt und mitgeht, seine Wärme, Dichte und Hautbeschaffenheit.

In der Phase der abnehmenden Intensität nehmen wir mit innerer Gelöstheit **„lauschend“** wahr, wie das Gewebe antwortet, seine Elastizität und Atmungsfähigkeit, und ob Wärme entsteht.

„Therapeutisches Gespräch“

Die Rhythmischen Einreibungen können als therapeutisches Gespräch betrachtet werden, das voll Empathie zwischen dem Einreibenden und dem Behandelten stattfindet.

Dieses Gespräch entsteht **in den verschiedenen Phasen der Einreibung,** dabei ergibt sich jede neue Frage aus der davor gegebenen Antwort. Und es **setzt sich fort in der Nachruhe,** wenn der Behandelte, der während der Einreibung scheinbar „passiv“ war, nun „aktiv“ eine noch vollständigere Antwort gibt. Die Antwort kann **aus dem Körper** kommen, indem sich beispielsweise Atmung oder Gesichtsausdruck verändern oder Darmgeräusche hörbar werden. Sie kann auch **auf seelisch-geistiger Ebene** erfolgen, durch Gefühle, Stimmungen, Erinnerungen oder neue Gedanken, die auftauchen.

Wenn dieses Gespräch **mehrere Male stattfindet,** kann die Antwort oft noch umfassender ausfallen. Günstig ist es, wenn Rhythmische Einreibungen um die gleiche Tageszeit wiederholt werden, der Körper kann sich dann besser darauf einstellen.

Rhythmus-Übung

Durch diese Übung kann erlebt werden, **wann und wodurch eine Berührung rhythmisch atmend wird.** Eindrücklich ist auch, wieviel der Behandelte von dem spürt, was der Einreibende als Vorstellung oder Bild in sich trägt und selbst erlebt.

Machen Sie diese Übung am besten mit einem Partner, Sie können dann abwechselnd tun und erleben und Ihre gegenseitigen Erfahrungen austauschen. Sie können sie jedoch auch alleine, an Ihrem eigenen Oberschenkel durchführen.

Setzen oder stellen Sie sich einem entspannt sitzenden Partner gegenüber. Legen Sie Ihre Hände von beiden Seiten an dessen bekleideten Oberschenkel, so daß dieser möglichst gut dazwischen liegt. Die Hände bleiben während der ganzen Übung an dieser Stelle.

Achten Sie darauf, daß Ihre eigene Haltung **möglichst locker** ist. Hand-, Ellbogen- und Schultergelenke sollten so entspannt sein, daß Ihr Partner Ihren Arm ohne Gegenspannung von Ihrem Körper weg bewegen könnte. Damit Ihre Ellbogen nicht durch Ihren eigenen Körper behindert werden, sollte der Abstand zwischen Ihnen und Ihrem Partner groß genug sein.

Verdichten und Lösen

Nun bewegen Sie Ihre Hände einige Male aufeinander zu und wieder voneinander weg, verdichten und lösen Sie den Kontakt.

Probieren Sie aus, wie intensiv die **Verdichtung** sein darf, ohne daß Sie mit Kraft den Oberschenkel zwischen Ihren Händen verformen und Ihr Gegenüber einen Druck erlebt. Probieren Sie auch aus, wie weit Sie **lösen** können, ohne daß Ihre Hände den Kontakt verlieren, Ihr Gegenüber keine Wärme mehr spürt und sich „verlassen“ vorkommt.

Spielen Sie mit diesen Extremen.

Lassen Sie die Intensität nicht mechanisch-gleichmäßig zu- und abnehmen und auch nicht „wie mit Vollgas“. Tasten Sie sich **mit einer inneren Dynamik** langsam und **vorsichtig-wahrnehmend** an den jeweiligen Höhepunkt heran. Finden Sie dadurch die „richtige“ Intensität der Verdichtung und Lösung heraus.

Was erleben Sie bei diesem Tun? Spüren Sie bereits einen Rhythmus bzw. dessen Wirkung? Wie geht es Ihrem Partner dabei?

Geschwindigkeit

Wie schnell verdichtet und gelöst werden kann, ist **immer vom Behandelten,** dem Gewebe an der behandelten Stelle und dessen Reaktion **abhängig.**

Verdichten und lösen Sie in unterschiedlichen Geschwindigkeiten. Bei welcher Geschwindigkeit kann das **Gewebe** zwischen Ihren Händen am besten **mitschwingen?**

Jede dieser Phasen benötigt ausreichend Zeit. Erfolgt das Verdichten und Lösen zu schnell, können Sie selbst und auch Ihr Gegenüber die Bewegung nicht mehr innerlich mitverfolgen, Sie werden beide innerlich kurzatmig oder gar atemlos. Werden diese Bewegungen jedoch zu langsam durchgeführt, so daß sie beinahe „steckenbleiben", kann beim Behandelten das Gefühl von Ungeduld aufkommen, er wird „innerlich abhängen".

Versuchen Sie **nicht,** das Eintauchen und Lösen bewußt, absichtlich dem Rhythmus Ihrer eigenen **Atmung anzupassen.** Sie prägen dadurch dem Behandelten Ihren eigenen Rhythmus auf, und die Einreibung bekommt etwas „Zwingendes" für ihn. Versuchen Sie auch nicht, sich ganz dem Atemrhythmus des Behandelten anzupassen und in diesen Rhythmus von Anfang an „einzusteigen". Wenn sich dagegen im Laufe einer Einreibung ein Zusammenklang zwischen Ihrer Atmung, dem Atemrhythmus des Behandelten und dem Rhythmus der Einreibung ergibt, ist das ein gutes Zeichen.

Intention

Achten Sie darauf, wohin Ihre Aufmerksamkeit während des Verdichtens und Lösens gerichtet ist.

Beim **Verdichten** wird sie hauptsächlich auf die wahrnehmenden Hände und das Gewebe, das ihnen entgegenkommt, konzentriert sein. Vielleicht werden Sie sich mit Ihrem Oberkörper etwas nach vorne beugen, um den Höhepunkt der Verdichtung besser zu erspüren. Achten Sie dabei aber darauf, daß Sie sich nicht „auf den Behandelten legen". (☞ Seite 26 und 40)

Richten Sie während des **Lösens** Ihre Aufmerksamkeit auf den Raum hinter Ihnen. Versuchen Sie sich vorzustellen, jemand stünde weit hinter Ihnen und würde Ihnen ganz leise etwas Wichtiges sagen. Und Sie hätten zwischen Ihren Schulterblättern ein „Ohr", mit dem Sie nun lauschen möchten. Wahrscheinlich werden Sie sich wieder etwas mehr aufrichten. Die Hände bleiben jedoch weiterhin aufmerksam, Sie dürfen die Verbindung mit dem Oberschenkel nicht verlieren.

Wenn es uns gelingt, selbst einen **Rhythmus** und dessen Wirkung zu erleben, wird sich dies auf unsere Hände und den Behandelten **übertragen**. Erleben wir z.B. in der Lösphase ein inneres Ausatmen in einen Raum hinter uns, kann auch der Behandelte in diesem Moment eine Weite erleben, oft wird sich seine Atmung dadurch vertiefen, und er kann „loslassen“.

Umkehrpunkte

Was geschieht in diesen Momenten?

Bei der **inneren Umkehr,** im Moment der größten Verdichtung, müssen Sie bereit sein, das Empfangene wieder abzugeben. Erst nachdem Sie begonnen haben, sich innerlich davon zu lösen, können auch Ihre Hände lösen.

Bei der **äußeren Umkehr,** wenn Sie die Weite hinter sich erleben, dürfen Sie sich nicht darin verlieren, damit Sie aus diesem Raum einen neuen Eintauchimpuls empfangen und zurückbringen können. Jetzt erst können die Hände wieder beginnen zu verdichten.

Werden die Umkehrmomente bewußt gegriffen, kann ein **Freiraum für den Behandelten** entstehen, der **impulsierend und erneuernd** wirkt.

Weitere Übungen

Bevor ich die Berührungsqualitäten der Eintauch- und Lösphase näher beschreibe, möchte ich noch einige Begriffe, die zum Verständnis der Rhythmischen Einreibungen notwendig sind, einführen.

Strömungen

Unser Körper ist von „Lebens-Strömen“ („Ätherströmen“) durchzogen, die alle Teile in einer lebendigen Beziehung halten. In diese Ströme tauchen wir mit unserer Hand sanft und weich ein. Die Hand sollte dabei „so wenig ein Eigengewicht haben wie ein Schiff auf dem Wasser, sie muß aber doch so viel in den Strom eintauchen, um – bildlich gesprochen – eine leise **Bugwelle** vor sich herzutreiben“ (Margarethe Hauschka). Diese „Welle“ begleiten wir ein Stück und **geben sie am Ende innerlich weiter,** bevor wir uns vom Gewebe lösen.

Um einen Strom aufgreifen und weitergeben zu können, sind **Anfang und Ende jeder Einreibung besonders wichtig** und müssen bewußt gestaltet werden. Erst durch Einbeziehen dieser Ströme können einzelne Teileinreibungen ein Ganzes ergeben.

Leitlinien

Beim Eintauchen werden unsere Hände von **„Leitlinien"** geleitet. **Auf ihnen erfolgt die rhythmische Betonung,** d. h., wir verdichten und beginnen zu lösen.

Margarethe Hauschka schreibt, daß diese Leitlinien „auf den Extremitäten meist den Muskelzügen folgen, mehr noch der künstlerischen Plastik des menschlichen Körpers". Unsere Muskeln, die „wie aus dem lebendigen Flüssigkeitsorganismus geronnen" sind, können uns den Verlauf dieser Ströme zeigen. An manchen Körperstellen, z. B. am Bauch oder an den Gelenken, gibt es jedoch keine dominierenden Muskeln, die in diesem Sinne leitend sein können. Hier lassen wir uns von **„Orientierungslinien"** führen, die sich aus der Körperform oder der Organfunktion ergeben.

Ich werde in diesem Buch der Einfachheit halber **immer von Leitlinien** schreiben.

Eintauchen

Die einreibende Hand kann auf unterschiedliche Weise Kontakt mit dem Gewebe aufnehmen. Wichtig ist, daß bereits das **erste Eintauchen** zu Beginn einer Einreibung zart und doch eindeutig, ohne zu stoßen oder zu kitzeln, erfolgt. Es wird meist mit flachen Fingerbeeren oder weicher Handwurzel durchgeführt. Danach nimmt ein immer größerer Bereich der Hand Kontakt mit dem Gewebe auf, bis möglichst die ganze Hand aufliegt und sich dabei weich und beweglich der Körperform anpaßt.

Das Eintauchen der Hand können Sie an Ihrem eigenen Oberschenkel üben.

> Setzen Sie sich bequem mit einem etwas nach vorn gebeugten Oberkörper hin.
>
> Beginnen Sie nun – abwechselnd mit flachen Fingern oder weicher Handwurzel – mit Ihrer Hand an Ihrem bekleideten Oberschenkel einzutauchen. Lassen Sie langsam den Kontakt zunehmen, bis die ganze Hand flach und gleichmäßig aufliegt.
>
> Achten Sie auf die unterschiedliche Wärme, die von Ihrer Hand ausgeht; unter der Mittelhand wird sie am größten sein.

Verdichten

Beim Eintauchen **nimmt** gleichzeitig mit dem zunehmenden Kontakt **immer auch die Berührungsintensität zu.** Versuchen Sie auch dies an Ihrem Schenkel.

> Tauchen Sie mit Ihrer Hand wie in der vorangegangenen Übung an Ihrem Oberschenkel ein.

Steigern Sie nun mit zunehmendem Kontakt die Berührungsintensität. Wenn die ganze Hand aufliegt, sollte die Berührung dicht und satt sein, ohne jedoch zu drücken oder den Oberschenkel zu verformen.

Bei dieser Übung schiebt die eintauchende Hand oft immer größer werdende Stoff-Falten vor sich her.

Damit sich bei einer Einreibung vor der eintauchenden Hand **keine Hautfalten** bilden, **das Gewebe nicht geschoben** wird, muß die Hand aufmerksam und innerlich wach werden. Dann kann sie besser wahrnehmen, wie das Gewebe unter ihr sich anfühlt und mitgehen kann, und sich dadurch besser anpassen.

Wandernde Aufmerksamkeit

Durch die folgende Übung kann deutlicher werden, was ich mit einer **inneren Aufmerksamkeit der Hand** meine und wie sie hervorgerufen werden kann.

Bilden Sie eine **Stoff-Falte** an Ihrer Hose oder Ihrem Rock und streichen Sie mit Ihrer flach aufliegenden Hand – ohne zu verdichten – darüber. Oder legen Sie ein Kissen oder eine Knierolle vor sich, bilden darauf eine Stoff-Falte und streichen über diese. Nehmen Sie wahr, wie die **Falte unter Ihrer Hand hindurchläuft** bzw. -wandert, immer eine andere Stelle Ihrer Handfläche berührt und an diesen Stellen jeweils eine **Aufmerksamkeit** und Wachheit hervorruft.

Tauchen Sie nun mit zunehmender Verdichtung an Ihrem Oberschenkel ein, abwechselnd mit den Fingern oder der Handwurzel beginnend. Spüren Sie, wie ein immer neuer Teil der Hand Kontakt bekommt, bis schließlich die ganze Hand aufliegt.

Versuchen Sie, an den neuen Berührungspunkten beinahe neugierig den Stoff wahrzunehmen. Stellen Sie sich vor, daß das **Gewebe Ihrer eintauchenden Hand entgegenkommt** und diese es wie eine in sich bewegliche Schale aufnimmt.

Achten Sie nun besonders auf die **Mittelhand:** wenn die ganze Hand eingetaucht ist, findet unter ihr der innigste und wärmste Kontakt statt. Dies gilt für alle Einreibungen, bei denen die ganze Hand beteiligt ist.

Wenn die Hand in dieser Art eintaucht, kann die **Mittelhand** das Gewebe mit einer **„saugenden Qualität“** aufgreifen und so – anstatt Druck – ein Erlebnis von **Leichte** vermitteln.

Örtliche Verdichtung

Bei manchen Einreibungen, z.B. bei Rücken- oder Nackenabstrichen, **verdichtet** die eintauchende Hand auf einem **möglichst kurzen Weg.** Wir nennen das eine **„örtliche"** oder **„lokale Verdichtung"**.

Dies können Sie mit der folgenden Übung versuchen.

> Tauchen Sie mit Ihrer Hand 1–2 cm vor einer Stoff-Falte ein.
>
> Intensivieren Sie nun mit jedem Teil Ihrer Handfläche, der durch diese Falte aufmerksam wird, den Kontakt etwas mehr. Obwohl die Hand sich auf Ihrem Oberschenkel weiterbewegt, findet die zunehmende Verdichtung an der gleichen Stelle über der Falte statt, bis der dichteste Kontakt wieder unter der Mittelhand erreicht wird.

Wie nach jedem Eintauch-Höhepunkt folgt nun die innere Umkehr, der Entschluß zum Lösen.

Lösen

Meist nimmt in der Lösphase der Kontakt wieder ab. Wann und wie weit sich die Hand löst, ist bei jeder Einreibung verschieden und kann **von jedem Einreibenden etwas unterschiedlich gestaltet** werden. Je großflächiger die Berührung ist, desto wärmer wird sie sein. Wichtig ist auf jeden Fall, daß derjenige Teil der Hand, der noch Kontakt hat, sich der Körperform beweglich anpaßt.

Am Ende dieser Phase löst sich der Kontakt manchmal bis zu den Fingerbeeren, z.B. bei einem Wärmekreis oder Asthma-Abstrich. Dann müssen wir besonders darauf achten, daß unsere innere Aufmerksamkeit ganz bewußt auf diese Stelle gerichtet bleibt; dadurch reißt für den Behandelten die Kontinuität des Berührungsflusses nicht ab. Diese Aufmerksamkeit ermöglicht eine leichte und doch nicht kitzelnde Berührung. Wir sprechen von einem **Lösen, ohne zu verlassen.**

Die Hand kann jedoch auch während der gesamten Lösphase **vollständig aufliegen.** In gelöstem Zustand paßt sie sich mit einem leichten und doch wärmenden Kontakt der jeweiligen Körperform wie eine geschmeidige, weiche Schale an. (☞ Folgende Seite)

In der Lösphase können wir uns vorstellen, daß wir uns in einen hinter uns liegenden Raum begeben. Dort empfangen wir einen neuen Eintauchimpuls, der unsere Hand zu einer neuen Verdichtung führt. Diese innerliche Bewegung kann wie ein großer Bogen in die Weite erlebt werden. Zusammen mit der Eintauchphase und deren Hinwendung zu dem Behandelten ergibt sich das Bild einer großen Acht, einer **Lemniskate,** die ihren Kreuzungspunkt im Einreibenden hat.

Gelöste Hand

Die nächste Übung kann Ihnen helfen, eine gelöste Hand zu bekommen.

Setzen Sie sich bequem hin und legen Sie – bei leicht vorgebeugtem Oberkörper – eine Hand mit nach unten liegender Handfläche und locker gespreizten Fingern auf Ihren bekleideten Oberschenkel.

Drücken Sie nun Ihre Hand möglichst fest auf den Oberschenkel, bis eine starke Spannung in Ihrem Unter- und Oberarm bis hinauf zum Schulterbereich entsteht. Halten Sie diese Muskelanspannung einige Sekunden aus und lösen Sie dann langsam, ohne die Hand von Ihrem Schenkel zu nehmen. Erleben Sie die Erleichterung und Entspannung, die mit dieser Lösung verbunden ist.

Nun streichen Sie mit Ihrer freien Hand über die aufliegende Hand. Sie liegt jetzt ganz **flach und entspannt,** mit geringem Eigengewicht auf Ihrem Oberschenkel. Sie können mit Ihrer anderen Hand deren **Finger mühelos etwas anheben;** sie werden wieder zurückfallen.

Auch **Ellbogen- und Schultergelenk sind entspannt** und locker. Sie können dies prüfen, indem Sie den Oberarm mit Ihrer freien Hand etwas weg vom Körper bewegen; auch er wird von selbst wieder zurückschwingen.

Ich möchte die Hand in diesem Zustand als **gelöste Hand** bezeichnen. Sie kann sich so jeder Körperform weich und geschmeidig anpassen, auch wenn z. B. nur noch die Fingerhand Kontakt hat.

Bewegungsimpuls

Jetzt bewegen Sie Ihre gelöste Hand vor und zurück, lassen sie im Kreis über Ihren Oberschenkel oder um Ihr Knie wandern, immer in gleichbleibender Gelöstheit.

Stellen Sie sich nun einen langsam und gleichmäßig strömenden Kreis auf Ihrem Oberschenkel vor. Versuchen Sie, innerlich dieses Strömen mitzuerleben und lassen Sie dann Ihre Hand davon mitnehmen. Achten Sie darauf, daß die **Bewegung von Ihrem Oberarm geführt** wird und Ihr Schultergelenk locker ist, wie bei gelassenen Schwimmbewegungen. Die **Hand** macht diese Bewegung ganz entspannt mit, **ohne eigene Bewegungsimpulse** und ohne im Handgelenk seitlich abzuknicken.

Ein **lockerer Schultergürtel** ist für alle Einreibungen eine wichtige Voraussetzung. Legen Sie deshalb immer wieder Ihre andere Hand auf Ihr Schultergelenk, um zu prüfen, ob es wirklich entspannt bleibt und nicht hochgezogen wird.

Wenn es uns gelingt, vor einer Einreibung deren Bewegungsablauf innerlich zu vergegenwärtigen, ihn **„vorzugreifen"**, können wir mit unserer Hand in den Bewegungsfluß einsteigen. Um diese Bewegung ruhig und ohne eigene störende Bewegungsimpulse mitmachen zu können, zeigt die **Hand wie eine Verlängerung des Unterarmes** weitgehend in dessen Richtung.

Als nächstes können Sie noch ein Bein überschlagen und mit Ihrer „einreibenden" Hand in einer gelöst-fließenden Bewegung auf das andere Bein überwechseln. Wenn sie locker genug ist, wird auch das mühelos und ohne zu stocken gelingen.

Diese Qualität wird Ihnen helfen, leicht und fließend über „Hindernisse" hinweg, beispielsweise über Falten oder hervorstehende Knochen, einreiben zu können.

„Aufmerksamkeits-Kreis"

Jede Berührung wird vom Behandelten **größer und intensiver** erlebt, wenn sie **mit einer bewußt gerichteten Aufmerksamkeit des Einreibenden** geschieht. Dazu die folgende Übung.

Legen Sie im Sitzen Ihre gelöste Hand mit nach unten gerichteter Handfläche auf Ihren Oberschenkel; sie bleibt dort während der gesamten Übung liegen. Nun lassen Sie Ihre Aufmerksamkeit langsam **um den Außenrand Ihrer Hand** wandern, von der Handwurzel über die Kleinfingerseite bis zur Spitze des kleinen Fingers, über alle Spitzen zum Daumen und an der Daumenseite entlang wieder zurück zur Handwurzel.

Tasten Sie sich mit jeder Stelle, die aufmerksam wird, ganz zart, wie fragend an das unter ihr liegende Gewebe. Ihre Hand darf dabei in sich etwas bewegt sein, um diese Kreisbewegung mitzumachen; sie muß nicht gleichmäßig flach aufliegen.

Bei jedem Rund, das die Hand ausführt, kann eine solche „kreisende Aufmerksamkeit" beim Behandelten ein kugeliges Erleben anstelle eines flächenhaften Empfindens hervorrufen. Der Körper wird tiefer, „plastischer" erfaßt.

Bilder zu Rhythmus

Die Phasen der Rhythmischen Einreibungen erfordern eine unterschiedliche äußere und innere Haltung von uns. Einige der dabei wichtigen Qualitäten können wir in den Kunstwerken entdecken, die ich Ihnen nun vorstellen möchte.

Ernst Barlachs **„Russische Bettlerin“** wendet sich mit einer Hand, die wie eine Schale nach oben geöffnet ist, an ein ihr nicht sichtbares Gegenüber. Wie in einer Gegenbewegung ist die andere Hand nach hinten abgestützt und der Körper zurückgenommen. In der Mitte zwischen beiden Händen befindet sich ihr gesenkter Kopf mit dem verdeckten Gesicht. Sie nimmt sich als Person zurück, scheint jedoch ganz in sich zu ruhen. Aus dieser inneren Ruhe und Gelassenheit heraus kann sie offen und empfangsbereit sein für das, was vielleicht in ihre Hand gelegt wird. Ihre Haltung ist bittend, nicht fordernd.

Diese Bettlerin drückt für mich unsere Haltung **am Ende der Eintauchphase** aus, man könnte die Stimmung in diesem Moment „lauschendes Empfangen“ nennen. Die Hand ist mit innerer Aufmerksamkeit eingetaucht und hat ihren Höhepunkt erreicht, sie ist wie eine Schale, der das Gewebe entgegenkommen kann. Damit diese Kontaktaufnahme freilassend und respektvoll bleibt, gehen wir mit unserem Körper etwas zurück, bleiben aber dabei ganz in unserer eigenen Mitte.

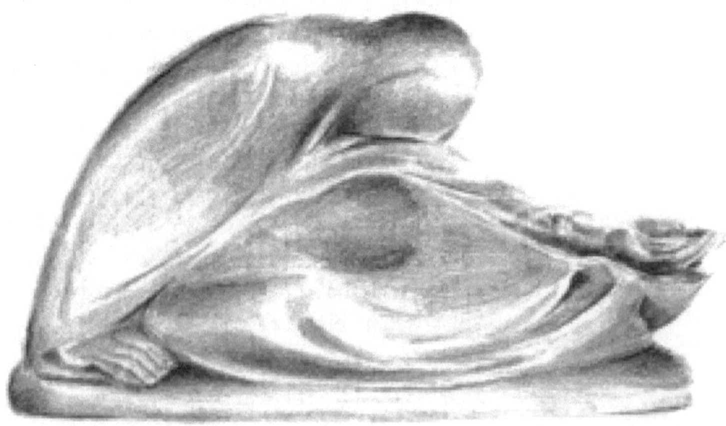

Russische Bettlerin von Ernst Barlach (1870–1938), Jenischpark, Hamburg

Für die Lösphase habe ich das Bild der **Nike von Samothrake** gewählt, einer Siegesgöttin. Aufgerichtet und selbstbewußt schreitet sie vorwärts, die schwungvollen Falten ihres Gewandes zeugen von ihrer Kraft und Entschlossenheit. Ihre Flügel breiten sich in einen rückwärtigen Raum aus, aus dem sie kommt und der ihre Heimat ist.

Diese Siegesgöttin zeigt den Moment **nach dem äußeren Umkehrpunkt.** Nachdem wir ganz in die Weite gelöst haben, wenden wir uns mit einem neuen Eintauchimpuls wieder dem Behandelten zu und bringen aus diesem Umkreis neue Kräfte mit.

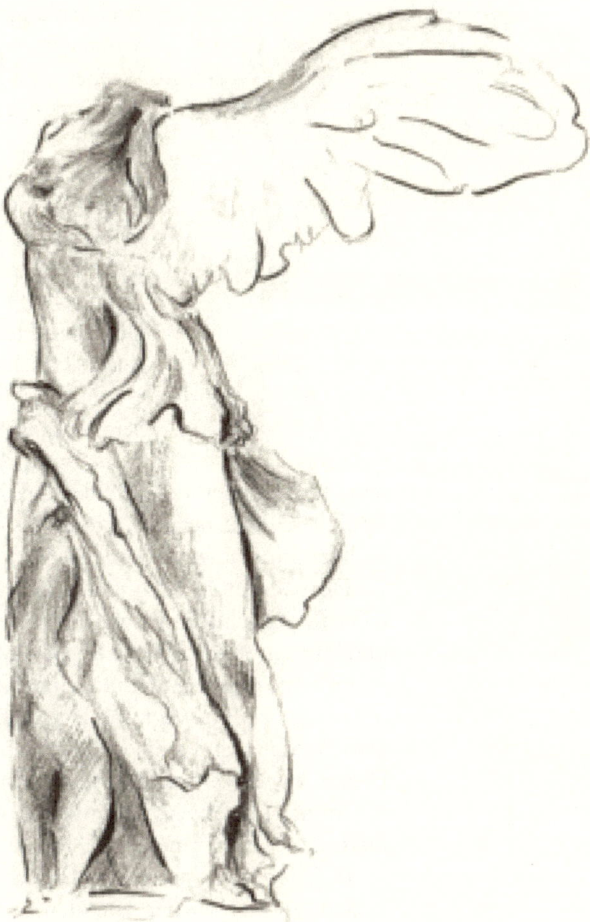

Nike von Samothrake, 3. Jahrhundert v. Chr., Louvre, Paris

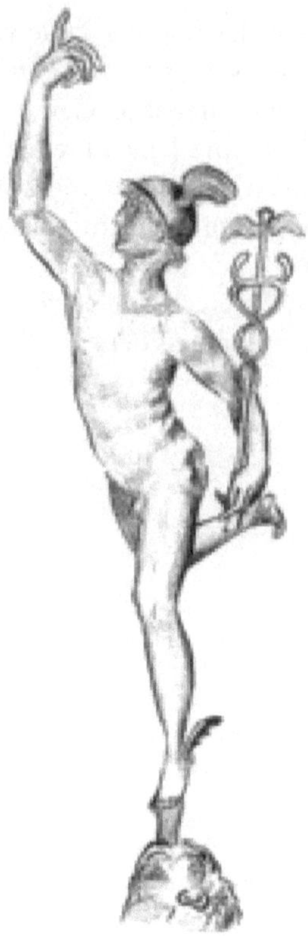

Merkur, Statue von Giambologna (1520–1608), Firenze Museo Nazionale

Merkur – bei den Römern hieß er Hermes – war der Götterbote. Er vermittelte zwischen den Göttern und den Menschen, zwischen Himmel und Erde, und besaß deshalb Flügel an seinem Helm, manchmal auch an den Füßen. Er trug einen Stab, an dem sich zwei Schlangen emporwinden. Diese beiden Schlangen repräsentieren Tag und Nacht, Wachen und Schlafen; manchmal wurde die eine Schlange dunkel und die andere hell dargestellt.

Merkur war der Gott der Kaufleute und Diebe, der durch Handel oder Diebstahl zwischen einem Überschuß auf der einen Seite und einem Mangel auf der anderen Seite den Ausgleich schuf. Gleichzeitig war er auch der **Gott der Heilkunst,** da jede vermittelnde, Ausgleich schaffende Tätigkeit im Menschen Gesundheit fördert und Heilung bewirkt. Sein Schlangenstab wurde zum Bild der Heilkunst, zum **Äskulapstab.** Von diesem Stab schreibt Margarethe Hauschka, daß Merkur ihn von dem Lichtgott Apoll geschenkt bekam, „um damit zu binden und zu lösen, einzuschläfern und aufzuwecken".

Der Merkur des Giambologna bewegt sich in spielerisch-tänzerischer Beweglichkeit zwischen Schwere und Leichte, zwischen Vorne und Hinten. Ähnlich wie die beiden Schlangen um ihren Stab scheint er um seine eigene Aufrechte zu schwingen. Bis in seine Fingerspitzen hinein ist er bewegt und hält in dieser Beweglichkeit ein Gleichgewicht, das sich jedoch im nächsten Moment wieder ändern wird. Dieser Merkur entspricht dem ordnenden, rhythmischen Prinzip, das immer „unterwegs ist und bleibt", immer mit „Herstellung und Darstellung bestimmter Verhältnisse" beschäftigt (vgl. Seite 7).

In jeder Phase einer Rhythmischen Einreibung sind wir aufgefordert, immer wieder von neuem aus unserer Mitte heraus ein Gleichgewicht herzustellen. Dieser Merkur kann deshalb als Bild für unsere Haltung während der gesamten Rhythmischen Einreibung genommen werden.

Zur Wirkung

Grundformen und ihre Wirkung

Die Formen der Rhythmischen Einreibungen bestehen aus den beiden Grundelementen Kreis und Strich, Runde und Gerade, die in der verschiedensten Weise miteinander kombiniert werden.

Jeder **Kreis** hat etwas Abschließendes und Umhüllendes. Er kann ohne Anfang und Ende immer fortgesetzt werden und erzeugt eine träumende und beruhigende Stimmung.

Eine **Gerade** ist dagegen zielgerichtet. Sie enthält einen eindeutigen Anfang und ein eindeutiges Ende, eine klare Richtung. Dadurch wirkt sie weckend.

Kreis

Wenn wir bei den Einreibungen von einem Kreis sprechen, ist **kein geometrisch exakter Kreis** gemeint, sondern **ein Rund,** eine runde Form.

Die einfachste Art der Ausführung ist ein **ruhig und gleichmäßig strömender Kreis** mit einer Hand. Er kann über jeder Körperstelle durchgeführt werden, je nach der Größe dieser Stelle mit der ganzen, weich angeschmiegten Handfläche, der Fingerhand oder sogar nur den vordersten Fingergliedern. Je größer die beteiligte Handfläche ist, desto wärmer und voller ist die Berührung. Ein solcher einfacher Kreis wirkt wärmend, beruhigend und wohltuend. Er wird unter anderem angewendet, wenn eine Substanz ohne zusätzliche Anregung aufgetragen werden soll.

Die nicht einreibende, **andere Hand** hat immer ebenfalls **Kontakt** mit dem Behandelten, dies kann auch über einem Handtuch oder einem Kleidungsstück sein. Sie darf dabei die einreibende Hand in ihrem Bewegungsfreiraum nicht behindern und weder schwer lastend noch allzu leicht und „vergessen“ aufliegen.

Wenn die Kreisbewegungen mit einer **rhythmischen Betonung,** d.h. an- und abschwellender Berührungsintensität, durchgeführt werden, kann eine tiefere Durchwärmung, Entspannung und Anregung erreicht werden.

Eine weitere Intensivierung der Wirkung wird mit einem beidhändigen, sogenannten **Wärmekreis** erreicht. Er erfordert **geübte Hände**, die in ihrem Rhythmus zusammenklingen können. Wärmekreise werden u. a. um Gelenke oder am Bauch angewendet. Sie können außerdem an jeder verkrampften, schmerzenden Stelle durchgeführt werden, die durchwärmt und durchlockert werden soll, sowie an Stellen, an denen eine belebende Wirkung erwünscht ist, zum Beispiel zur Vermeidung von Wundliegen (Dekubitusprophylaxe). Die Durchführung eines Wärmekreises ist bei der Knieeinreibung auf Seite 58 genauer beschrieben.

Gerade

Alle **Abstriche** sind Streichungen entlang einer Geraden und folgen einer Leitlinie. Über ihre Wirkung schreibt Margarethe Hauschka: „Das Streichen enthält vor allem **Richtungskräfte** für den flüssigen Menschen.“ Sie werden an Körperteilen durchgeführt, an denen eine strömungsanregende Wirkung erreicht werden möchte, zum Beispiel am Rücken oder an den Beinen. Um eine „leise Bugwelle“ auslösen und dadurch einen Strom anregen zu können, enthalten sie **immer ein rhythmisches An- und Abschwellen.**

Die meisten **Substanzauftragungen** zu Beginn einer Einreibung sind ebenfalls Streichungen entlang einer Leitlinie. Auch sie werden immer mit einer rhythmischen Betonung ausgeführt.

Wird eine Streichung mit nur einer Hand durchgeführt, hat die **andere Hand** immer in der oben beschriebenen Weise **Kontakt** mit dem Behandelten.

Kreis und Gerade

Werden einzelne Kreise durch langgezogene Bögen miteinander verbunden, kommen sie versetzt nebeneinander zu liegen. Es entstehen **wandernde Kreise.** Das lange Bogenstück liegt immer auf der Leitlinie. Auf diesem annähernd geraden Teilstück findet jeweils die rhythmische Betonung statt; dadurch entsteht eine richtungsanregende und weckende Wirkung. Der anschließende Kreis schwingt möglichst großzügig um den entsprechenden Körperteil. So kann die Substanz gut verteilt werden und es entsteht eine wärmende Umhüllung. Dieser Teil benötigt immer eine längere Zeit, wodurch das träumende, ruhige Element eines jeden Kreises noch verstärkt wird.

Wandernde Wärmekreise bestehen aus einzelnen Wärmekreisen, zwischen die langgezogene Bögen eingefügt werden und die dadurch versetzt nebeneinander liegen. Auf diese Weise kann beispielsweise der Oberschenkel oder Rücken.

Griffqualität

Bei jeder Rhythmischen Einreibung können wir die **Wirkung differenzieren,** indem wir eines ihrer Elemente mehr betonen und dadurch unsere Griffqualität ändern. Diese Möglichkeit wird bei wandernden Kreisen oder wandernden Wärmekreisen besonders deutlich.

Betonen wir das gelöste, lang ausatmende Rund, werden wir eine **umhüllendere**, ruhige und „örtliche" Wirkung erreichen. Wenn wir mit dem Bild einer Bugwelle eintauchen, die wir auslösen möchten, werden wir verstärkt **strömungsanregend**, impulsierend wirken. Beachten wir innerlich mehr das rhythmisch atmende Verdichten und Lösen, erreichen wir eine **weitende** und leichtmachende Wirkung.

Allgemeine Wirkung und Anwendungsmöglichkeiten

Die Rhythmischen Einreibungen sind aus der Anthroposophie heraus entstanden. Ihre Wirkung und Anwendungsmöglichkeiten können daher nur auf dem Hintergrund der anthroposophischen Menschenkunde verstanden werden. Dazu nun einige Aspekte.

Allgemeine Wirkung

Eine Rhythmische Einreibung wirkt **durchwärmend** und durchatmend. Durch sie kann eine verspannte Muskulatur gelockert und **entspannt** oder eine **Organfunktion angeregt** werden.

Sie wirkt **strömungsanregend** und kann dadurch eine Körperregion entweder anregen oder – bei einer Stauung – entlasten. Dies gilt besonders für alle Abstriche.

Kraft des Rhythmus

Die Wirkung einer Rhythmischen Einreibung ist jedoch nicht auf die behandelte Stelle begrenzt, sondern **betrifft den ganzen Menschen.**

Über die Rhythmische Massage schreibt Margarethe Hauschka, daß sie „letzten Endes in einem **differenzierten Binden und Lösen** [besteht], in einer Möglichkeit, durch die rhythmische Bewegung ... ein tieferes Eintauchen von Geist und Seele in den Leib zu bewirken, oder aber sie herauszulösen, um das **gestörte Gleichgewicht wieder herzustellen.** Das Gleichgewicht kann allgemein oder nur lokal gestört sein."

Durch den Wechsel von Binden und Lösen bei einer Rhythmischen Massage oder einer Rhythmischen Einreibung verbindet sich das Geistig-Seelische des Behandelten jedesmal etwas tiefer mit seinem Leib und löst sich wieder. Wir zeigen ihm damit das **Urbild eines Rhythmus**, der harmonisch hin und her schwingt. An diesem Urbild kann er in der Nachruhe sein eigenes Gleichgewicht stärken oder neu ordnen und sich in der für ihn richtigen Art mit seinem Leib verbinden, sich inkarnieren.

Die rhythmisch atmende Bewegung aktiviert außerdem die **Lebenskräfte**, deshalb fühlt sich ein eingeriebener Körperteil anschließend belebter, „dicker" und leichter an. Auch die Selbstheilungskräfte, die ein Teil der Lebenskräfte sind, werden angeregt.

Ausgleichende Wirkung

Ein **„allgemein gestörtes Gleichgewicht"** kann bedeuten, daß das Geistig-Seelische zuwenig in den Leib eingetaucht ist. Dies kann sich beispielsweise durch Schwindel und leichte Übelkeit äußern, oder das Empfinden, nicht „richtig da zu sein", zu „schweben".

Bei einem **„lokal gestörten Gleichgewicht"** greift das Geistig-Seelische in einen Körperteil zu schwach ein, dieser wird dann vielleicht zu wenig durchblutet. Es kann aber auch in einem Bereich zu intensiv eingetaucht, „verhakt" sein, dies führt dann beispielsweise zum Asthma bronchiale. In einem solchen Fall reiben wir die Beine ein, da sie – gemäß der anthroposophischen Menschenkunde – in einem inneren Zusammenhang zum Brustbereich stehen. Dadurch entlasten wir den „verhakten" Körperteil, wir sprechen von einer **ableitenden Wirkung.**

Durch die Gleichgewicht-schaffende, ordnende Kraft des Rhythmus können **alle rhythmischen Prozesse** im Menschen gestärkt und eventuelle Störungen ausgeglichen werden. Atmung und Herztätigkeit werden harmonisiert. Auch der Schlaf- und Wachrhythmus wird positiv beeinflußt, da eine Einreibung bei Schlafstörungen entspannend und beruhigend, bei Aufwach-Schwierigkeiten anregend und belebend wirken kann.

Wirkung im geistig-seelischen Bereich

Rhythmische Einreibungen sind wohltuend und harmonisierend auch im geistig-seelischen Bereich.

Der Behandelte erlebt eine aufmerksam-liebevolle, aber objektive Zuwendung, die keine „Gegenleistung" erwartet. Dadurch kann sich bei Menschen in schwierigen seelischen Situationen, beispielsweise nach einer Vergewaltigung oder einem in der Kindheit erlebten Mißbrauch, ein neues Vertrauen bilden und damit eine neue Beziehungsfähigkeit.

Durch die bewußt gestaltete Berührung entsteht eine bessere **Körperwahrnehmung.** Dies kann besonders bei Menschen mit einem mangelnden Körperempfinden sehr wichtig sein und differenzierte Sinneswahrnehmungen ermöglichen, vielleicht sogar zu einem Akzeptieren des eigenen Körpers helfen.

Oft tauchen in der Nachruhe **Stimmungen, Bilder oder „Gedanken von ganz unten"** auf. Diese werden nicht „bedrängend" erlebt, sondern können „geordnet werden", manchmal entstehen daraus neue Impulse.

Anwendungsmöglichkeiten

Rhythmische Einreibungen können vielfältig eingesetzt werden, zur allgemeinen Körperpflege, in der Grundpflege und zur therapeutischen Behandlung der unterschiedlichsten Beschwerden und Störungen.

Kontraindikationen

Für die Rhythmischen Einreibungen gibt es **kaum wirkliche Kontraindikationen**. Doch es gibt Situationen, z. B. bei einer entzündeten, schmerzenden Stelle, in denen sie **nur mit einer leichten, wirklich rhythmisch atmenden Qualität** ausgeführt werden dürfen. Ohne jeglichen Druck, weitend und umhüllend. (☞ Griffqualität, Seite 31)

Die Durchführung hängt auch immer vom Behandelten ab, er muß die Einreibung als angenehm und wohltuend erleben. So wird beispielsweise eine heftige Migräne, bei der jede Berührung, jeder Sinnesreiz unerträglich sein kann, eine Einreibung unmöglich machen. (☞ Der Behandelte, Seite 41)

Es gibt auch Situationen, in denen eine andere Äußere Anwendung, z. B. ein Wickel oder eine Kompresse, sinnvoller sein kann.

Näheres dazu bei den einzelnen Beschreibungen.

Diese allgemeine Wirkung der Rhythmischen Einreibungen kann durch die gezielte **Wahl einer Substanz** differenziert werden.

Verwendete Substanzen

Für eine Einreibung kann **jede gleitfähige Substanz**, die **nicht zu dick- oder dünnflüssig** ist, verwendet werden. Zu bevorzugen sind Substanzen aus natürlichen Bestandteilen, möglichst mit einem angenehmen Geruch.

Wir verwenden Öle, Salben und Emulsionen.

Öle

Ein „neutrales" pflanzliches Öl, z. B. Mandel- oder Olivenöl, gibt eine sanfte, lang anhaltende Wärmehülle. Diese sogenannten fetten Öle sind aus dem Frucht- oder Samenbereich gewonnen und enthalten in sich eine große **Wärmequalität.**

Mineralische Öle, z. B. Vaseline oder Paraffin, stammen aus der Erdölindustrie. Sie sind qualitativ weniger wertvoll und können von der Haut nicht aufgenommen werden. Solche Öle sind in vielen handelsüblichen Pflegeölen und Hautcremen enthalten.

Die Öle, die wir für unsere Einreibungen verwenden, bestehen meist aus einem neutralen Öl, dem ein ätherisches Öl oder ein öliger Pflanzenauszug hinzugefügt wurde. Dadurch können wir eine spezifische, differenzierte Heilwirkung erzielen.

Eine häufig verwendete Ölmischung ist das **Solum Öl®** (Oleum Solum uliginosum comp., WALA). Es enthält Moorextrakt (Solum uliginosum), Kastanien (Aesculus hippocastanum), Schachtelhalm (Equisetum arvense) und Lavendelöl (Lavandula angustifolia). Dadurch entsteht eine wohltuende, entspannende und **durchwärmende Hülle.** Es wirkt schmerzstillend bei verkrampften, angespannten Muskeln sowie bei Wetterfühligkeit und ist besonders bei „hüllenlosen", erschöpften und „dünnhäutigen" Menschen, Schwerkranken oder Sterbenden geeignet.

Salben

Salben haben oft eine zähere Konsistenz und lassen sich dadurch schlechter verteilen.

Die meisten der von uns verwendeten Salben enthalten Wollfett, Öle, Wachs o.ä. Dadurch entsteht eine wärmende und pflegende Wirkung. Dieser Salbengrundlage wird ein ätherisches Öl oder ein Pflanzenauszug beigefügt, seltener ein Metall.

- Für eine Brusteinreibung bei Erkältungskrankheiten der oberen Atemwege werden **„Erkältungssalben"** verwendet, die durchwärmende und schleimlösende, atemanregende und Hustenreiz-lindernde ätherische Öle enthalten, zum Beispiel Plantago comp. Salbe (Heilmittellabor der Ita Wegman Klinik), Plantago Bronchialbalsam® (WALA) oder WELEDA Erkältungssalbe®.
- Bei Muskelverspannungen oder -zerrungen, chronischem Rheuma oder degenerativen Gelenkerkrankungen kann eine **„Rheuma-Salbe"**, z.B. WELEDA Rheuma-Salbe®, angewendet werden. Oder eine der handelsüblichen **„Sportsalben"**, die durchwärmend und schmerzstillend, abschwellend und entzündungshemmend wirken.

Folgende Salben mit einem metallischen Zusatz werden bei Rhythmischen Einreibungen angewendet:

- **Kupfersalbe** (z.B. Unguentum Cuprum 0,4%) wirkt durchwärmend und kann bei allen kalten Körperstellen angewendet werden.
- **Zinnsalbe** (z.B. Unguentum Stannum 0,4%) kann bei den verschiedensten Gelenkerkrankungen angewendet werden. Sie wirkt bei Ergüssen wie auch bei verhärtenden, chronischen oder degenerativen Erkrankungen regulierend.
- **Silbersalbe** (z.B. Unguentum Argentum 0,4%) wirkt aufbaufördernd und hemmt das Wachstum von Bakterien.

Das **Hauptanwendungsgebiet** der Metallsalben liegt **bei den Organeinreibungen.** Auf diese gehe ich in diesem Buch nicht ein.

Salben mit chemischen Wirkstoffen wie Cortison, Antibiotika oder besonders hautreizenden Bestandteilen können trotz der Verwendung von Einmalhandschuhen rhythmisch eingerieben werden.

Emulsionen

Emulsionen sind Mischungen aus Öl und Wasser, z. B. eine Lotion oder Körpermilch. Durch ihren Feuchtigkeitsgehalt sind sie **hautpflegender** und **feuchtigkeitsspendender** als Öle und besser geeignet bei beanspruchter und trockener Haut. Durch ihren wäßrigen Anteil und die damit verbundene Verdunstungskälte können sie im ersten Moment kühlend wirken. Dies wird vom Behandelten – je nach seiner Situation – als angenehm oder unangenehm empfunden.

In der Grundpflege werden oft folgende Emulsionen angewendet:

- **Zur Vorbeugung von Blutgerinnseln (Thromboseprophylaxe)** kann Gelatum Borago comp. (Heilmittellabor der Ita Wegman Klinik), Venadoron® Gel (WELEDA, Schweiz), WELEDA-Hauttonikum® oder Lotio Pruni comp. cum Cuprum (beide WELEDA, Deutschland) verwendet werden. Diese Emulsionen enthalten eine Grundlage aus Kieselsäure (Quarzsand), sie kräftigen das Bindegewebe und vermitteln Formkräfte. Durch verschiedene pflanzliche Zusätze haben sie eine erfrischende und kühlende, belebende und durchblutungsfördernde Wirkung.
- **Zum Vermeiden von Wundliegen** eignet sich Gelatum Lappa comp. (Heilmittellabor der Ita Wegman Klinik), das ebenfalls eine kieselhaltige Grundlage enthält. Es hält die Haut geschmeidig und gerbt sie, dadurch wird sie widerstandsfähiger gegen Feuchtigkeit. WELEDA-Hauttonikum® kann ebenfalls dafür verwendet werden.

Verwendete Heilpflanzen

Es gibt eine Vielzahl von Heilpflanzen, die in Ölen, Salben oder Emulsionen bei Rhythmischen Einreibungen verwendet werden. Ich werde eine Auswahl von ihnen hier kurz vorstellen und einige ihrer typischen Wirkungen aufzählen.

Die **Familie der Lippenblütler** enthält zahlreiche Heilpflanzen, die für uns in diesem Zusammenhang wichtig sind. Sie sind besonders reich an ätherischen Ölen, die Wärmeprozesse im Menschen anregen, haben jedoch eine leicht hautreizende und austrocknende Wirkung.

- **Lavendel** (Lavandula angustifolia) wirkt beruhigend und entspannend, weitend und **harmonisierend.** Er wird bei nervlicher Überlastung und Gereiztheit, Schlafstörungen, hartnäckigem Hustenreiz, nervös bedingten Bauchbeschwerden und Menstruationsschmerzen angewendet.
- **Rosmarin** (Rosmarinus officinalis) hat eine durchwärmende, anregende und **kräftigende** Wirkung. Er belebt und weckt und kann beispielsweise bei Aufwachschwierigkeiten, Durchblutungsstörungen oder tiefem Blutdruck angewendet werden.
- **Melisse** (Melissa officinalis) wirkt erfrischend, **durchwärmend** und harmonisierend und wird bei Menstruationsbeschwerden, inneren Verspannungen und Unruhezuständen angewendet.
- **Thymian** (Thymian vulgaris) hat eine **hustenreizlindernde** und schleimlösende Wirkung und hilft bei akuter und spastischer Bronchitis sowie Keuchhusten.

Arnika (Arnica montana) unterstützt die **aufbauenden** und regenerierenden Kräfte und wird zur Unterstützung der Wundheilung bei stumpfen Verletzungen, bei Nervenschädigungen und Ablagerungserkrankungen angewendet. Arnika-Massageöl® (WELEDA) durchwärmt und kräftigt die Muskulatur und hilft, Schwangerschaftsstreifen vorzubeugen.

Eisenhut (Aconitum napellus) wirkt als „Nervenöl" lindernd bei Nervenschmerzen.

Johanniskraut (Hypericum perforatum), in der **Sommersonnenwärme** gewachsen, hat durchlichtende und durchwärmende Kraft. Es wirkt aufhellend bei depressiven Verstimmungen und löst bei nervösen Verspannungen.

Kümmel (Carum carvi) durchwärmt und löst bei **Blähungen,** Krämpfen und nervösen Spannungen im Darmbereich.

Die Rose, die Königin unter den Blumen, gibt uns ein besonders pflegendes, harmonisierendes und kräftigendes Öl. Es ist für die Rekonvaleszenz nach schweren Erkrankungen, bei allen Schwäche- und Erschöpfungszuständen geeignet und wird sowohl in der Säuglings- und Kinderpflege als auch bei Schwerkranken und Sterbenden angewendet. Es könnte als **„Schwellenöl"** bezeichnet werden, das in allen Schwellensituationen, z.B. auch bei anstehenden wichtigen Entscheidungen, helfen kann.

Sauerklee (Oxalis acetosella) stärkt die Lebenskräfte und aufbauende Verdauungstätigkeit und wirkt lindernd und entkrampfend bei unruhiger, nervöser Darmtätigkeit.

Schlehe (Prunus spinosa) kräftigt, belebt und regt die Lebenskräfte an. Das Öl, das aus ihren Blüten gewonnen wird, unterstützt unsere Aufbau- und **Regenerationskräfte.**

Schlüsselblume (Primula veris) wirkt kräftigend und **aufbauend auf die Muskulatur** und wird bei Muskelschwäche oder -schwund, bei muskulären Erkrankungen oder bei einer besonderen Muskelbeanspruchung, z. B. nach einer Ruhigstellung durch Gips, angewendet. Im Primula comp., Oleum (Heilmittellabor der Ita Wegman Klinik) oder Primula Muskelnähröl® (WALA) wird diese Wirkung noch von anderen Heilpflanzen unterstützt.

Die **Tabakpflanze** (Nicotiana tabacum) wirkt krampflösend und entspannend.

Durchführung

„Alles, was mit Heilen zusammenhängt, steht dem Künstlerischen viel näher als der Technik. Und doch muß jeder Kunst eine saubere Technik zugrunde liegen." (Margarethe Hauschka)

Was bedeutet das für die Rhythmischen Einreibungen?

Zur „Technik" der Rhythmischen Einreibungen gehört, daß ich die Gesetzmäßigkeiten des Rhythmus kenne und umsetzen kann. Dazu muß ich die Berührungsqualitäten im gemeinsamen Üben immer wieder selbst erlebt haben und ausführen können. Und wissen, welche Leitlinie und Bewegungsform dem jeweiligen Körperteil entspricht und was ich erreichen kann. All dies gehört zu einer **„äußeren Technik"**.

Mitentscheidend für die Qualität einer Einreibung ist jedoch das **„innere Bild"**, aus dem heraus ich einreibe. Dies kann aus einem eigenen Rhythmus-Erleben (☞ Seite 20) entstehen. Es kann auch eine Vorstellung sein, die sich auf die gewünschte Wirkung bei dem Behandelten bezieht. Oder auf den eingeriebenen Körperteil und seine Bedeutung für den Menschen. Es kann sich auch aus der Form, dem Bewegungsfluß der Einreibung oder meiner Handstellung ergeben (☞ Bewegungsimpuls, Seite 24). Das Bild eines Stromes, in den meine Hände eintauchen, ist beispielsweise nötig, um einen Abstrich auszuführen. Man könnte das eine **„innere Technik"** nennen.

Wenn diese „technische Seite" der Rhythmischen Einreibungen sauber beherrscht wird, kann ein künstlerischer Umgang mit ihnen möglich werden. Jeder Einreibende wird **„seine eigene Handschrift"** entwickeln, mit der er die Grundregeln der Rhythmischen Einreibungen kreativ auf einen Behandelten in seiner individuellen Situation anzuwenden vermag. Dann kann beispielsweise ein gestauter Unterschenkel trotz offener Wunden – unabhängig von den „gültigen" Leitlinien – rhythmisch eingerieben und dadurch besser durchblutet und belebt werden.

Haltung des Einreibenden

Mit „Haltung" ist **nicht nur die äußere, sondern ebenfalls die innere Haltung** des Einreibenden gemeint.

Ein guter Stand, eine „richtige Verwurzelung" mit dem Boden ist eine wichtige Grundlage, damit wir uns aufrichten können. Dies kann folgende Übung deutlich machen.

Übung zum Stand

Stellen Sie sich hin. Legen Sie einen **Tennisball,** einen festen Gummiball oder etwas Ähnliches vor sich auf den Boden. Stellen Sie einen Fuß auf diesen Ball und drücken Sie so intensiv darauf, daß Sie den Ball gut spüren. Bewegen Sie den Fuß auf dem Ball einige Male hin und her.

Stellen Sie danach diesen Fuß neben den anderen und achten Sie auf den Unterschied zwischen beiden. Meist fühlt sich der „behandelte" Fuß wärmer und „dicker" an, als ob er eine größere Standfläche hätte. Wiederholen Sie dies mit dem anderen Fuß, damit Sie wieder „ausgeglichen" stehen können.

Konzentrieren Sie sich, wenn Sie keinen Ball oder etwas Ähnliches haben, auf Ihre **Fußfläche.** Drücken Sie abwechselnd mit Ihren Zehen, den Zehenballen oder der Ferse etwas fester auf den Boden, um die Größe Ihrer gesamten Fußfläche zu spüren.

Versuchen Sie nun, in sich ein **Gefühl von Schwere** zu erzeugen, und lassen Sie sich aus dieser Schwere heraus etwas in sich zusammensinken. Spüren Sie dann, wie vom Boden, von den Füßen ausgehend, eine **Kraft zum Aufrichten** entsteht, und richten Sie sich langsam von unten nach oben auf; zuletzt hebt sich der Kopf. Verlieren Sie dabei nicht die innere Verbindung mit Ihren Füßen.

Jetzt spannen Sie alle Muskeln an, von den Beinen über das Gesäß bis hoch zum Rücken, in die Arme und Hände, bis Sie wie ein Brett dastehen, und halten Sie diese Anspannung einige Sekunden aus. Lösen Sie danach und achten auf Ihre Körperhaltung: Sie werden vermutlich **aufrecht, aber entspannt stehen.** Ihre Knie werden nicht ganz durchgestreckt, sondern etwas gelöst sein, die Schultern eventuell leicht hängend.

In dieser entspannten, aufrechten Haltung können Ihre Hände **aus dem gelösten Schulterbereich heraus** den Kontakt aufnehmen. Achten Sie immer auf die richtige Betthöhe, damit die Schultern nicht hochgezogen werden müssen.

Unser **Abstand** zum einzureibenden Körperteil muß so sein, daß die Arme nicht durch den eigenen Körper in ihrem Bewegungsfreiraum behindert werden. Auch innerlich braucht es den **„richtigen" Abstand,** der weder zu distanziert noch zu aufdringlich ist. Ein **beweglicher, flexibler Stand** ermöglicht uns, im Verlauf einer Einreibung den Abstand unseres Körpers zum Behandelten anzupassen.

Übung zur Beweglichkeit des Standes

Stellen Sie sich in der oben beschriebenen aufrecht-gelösten Haltung hin, die Füße zuerst dicht zusammen, dann ungefähr in Schulterbreite nebeneinander gestellt. Neigen Sie sich mit Ihrem ganzen Körper etwas vor und zurück, nach rechts und links, schwingen Sie in einem kleinen Kreis. Sie werden bei leicht geöffneten Füßen das Gleichgewicht besser halten können und dadurch eine **größere Beweglichkeit** haben.

Nun stellen Sie einen Fuß **einen kleinen Schritt** vor den anderen, Ihre Beweglichkeit wird dadurch noch größer werden.

Während einer Einreibung stehen wir meist in einer leichten, zum Bett hin geöffneten Schrittstellung mit **Blickkontakt** zu dem Behandelten. Durch eine Gewichtsverlagerung vom vorderen auf das hintere Bein können wir unseren Körper etwas vor und zurück bewegen und dadurch den Abstand zum Behandelten regulieren. Wir nennen das eine **bewegliche Schrittstellung.**

Bei manchen Körperteilen, zum Beispiel am Rücken oder an den Beinen, dürfen wir auch nicht „wie festgenagelt" an der gleichen Stelle stehen bleiben. Es werden während der Einreibung **einige kleine Schritte** notwendig sein, damit wir jederzeit den „richtigen" Abstand haben. Je sicherer und gewohnter die Hände einreiben, desto leichter wird dies möglich sein.

Wenn bei einem niedrigen Bett, zum Beispiel in einer häuslichen Situation, eine entspannte und lockere aufrechte Haltung nicht möglich ist, kann man am Bettrand sitzen oder knien.

Um einen Rhythmus vermitteln zu können, muß ich – aus einem eigenen Rhythmus-Erleben heraus – **mit meinem Körper** in den Phasen der Einreibung **mitschwingen** können. Beim Eintauchen wird mein Rücken etwas gerundet sein, gleichzeitig gehe ich jedoch mit meinem Becken zurück, um einen Freiraum bei dieser Begegnung zu lassen. Beim Lösen richte ich mich aus einem innerlichen Weitwerden heraus wieder auf, verliere dabei aber nicht die Verbindung zu dem Behandelten (☞ Rhythmus-Übung, Seite 18ff., und Bilder zum Rhythmus, Seite 26ff.).

Zusammenfassend könnte man sagen, daß bei den Rhythmischen Einreibungen unsere **eigene Beweglichkeit,** innerlich wie äußerlich, gefordert ist. Nur dann können wir etwas in Bewegung bringen, eine Welle auslösen.

Der Behandelte

Damit auch der Behandelte innerlich mitschwingen und auf die Einreibung eine „Antwort" geben kann, ist unbedingt erforderlich, daß er der Behandlung gegenüber **positiv eingestellt ist.** Er muß **die Berührung und die damit verbundene Nähe ohne jegliche Vorbehalte** annehmen können und als wohltuend erleben.

Während der Einreibung und der Nachruhe sollte er entspannt und bequem liegen bzw. sitzen. Die einzureibende Stelle wird so gelagert, daß sie frei liegt. Als **Lagerungsmaterial** eignen sich besonders gut Spreukissen, die nicht allzu prall gefüllt sind, so daß sie zusammengelegt werden können und sich der jeweiligen Körperstelle und -größe anpassen können. Eine Knierolle aus festem Schaumgummi kann zur Lagerung unter dem Knie, beispielsweise auch während der Nachruhe, verwendet werden.

Die Art und Anzahl der **Abdecktücher** ergibt sich aus der jeweiligen Situation. In der Ita Wegman Klinik verwenden wir Tücher aus einem weichen, warmen Material (geeignet ist ein Flanell- oder Frotteestoff), die groß genug sind, den eingeriebenen Körperteil großzügig zu umschließen. Erst unmittelbar vor der Einreibung wird der zu behandelnde Bereich aufgedeckt, so weit wie nötig, um ungehindert einreiben zu können, aber so wenig wie möglich, um eine unnötige Abkühlung zu vermeiden. Nach der Einreibung wird rasch mit dem möglichst vorgewärmten Tuch umhüllt bzw. zugedeckt.

Die **einreibenden Hände** dürfen durch die verwendeten Tücher und Lagerungshilfsmittel nicht gehindert werden, und auch nicht durch Haare oder Schmuck des Behandelten.

Rhythmische Einreibungen regen **Wärmeprozesse** im Körper an. Deshalb bevorzugen wir Substanzen mit einer guten Wärmequalität und reiben mit warmen Händen in einem angenehm warmen Raum ein. Während einer Einreibung vermeiden wir jeden unnötigen Wärmeverlust. Deshalb bedecken wir beispielsweise bei einer Rückeneinreibung die Arme immer mit einem Kleidungsstück oder einem Tuch oder legen bei einer Nackeneinreibung ein Tuch um die Hüften.

Falls der Behandelte durch die Einreibung nicht genügend durchwärmt werden konnte, können nach der Einreibung warme **Wärmflaschen** neben kalte Stellen gelegt werden.

Rhythmische Einreibungen

Zu den Beschreibungen

Alles, was im **allgemeinen Teil** über die Berührungsqualität, die Wirkung und Durchführung geschrieben ist, wird bei den folgenden Beschreibungen **vorausgesetzt.**

Das **Sachregister** am Ende dieses Buches kann helfen, die von mir verwendeten **Fachausdrücke** und **Begriffe** zu den Rhythmischen Einreibungen leichter aufzufinden.

Ein **inneres Bild** kann eine Hilfe sein, nicht nur „vom Kopf" aus einzureiben, sondern aus einer Stimmung heraus in eine fließende, rhythmische Bewegung zu kommen. Die hier gegebenen Bilder sind als Anregung gedacht; es wird wichtig sein, daß jeder Einreibende sein eigenes Bild findet, das für ihn stimmt.

Zu jeder Einreibung gebe ich einige **häufige Anwendungsmöglichkeiten** und verwendete **Substanzen** an, die sich aus meiner Erfahrung ergeben haben. Diese erschöpfen die mögliche Anwendungsbreite der Rhythmischen Einreibungen bei weitem nicht.

Die hier angegebenen Zeiten der **Dauer einer Einreibung** sind mittlere Richtwerte. Je nach Situation, Absicht und verwendeter Substanz, Hautbeschaffenheit und Reaktion des Behandelten kann sie etwas variieren. Wichtig ist, immer daran zu denken, daß wir mit der Einreibung einen Anstoß geben, auf den der Körper in der Nachruhe antworten wird.

Auch die **Dauer der Nachruhe** richtet sich nach dem Behandelten. Sie kann kürzer sein oder sogar entfallen, wenn ein weckender Effekt beabsichtigt oder sie in eine Grundpflege integriert ist.

Auf den **Schemata** ist die äußere Bewegungsform der Einreibungen dargestellt, die einzelnen Kreise werden und dürfen sich in Wirklichkeit oft überschneiden. Die **Dicke des Striches** kennzeichnet die Berührungsintensität. Die **gestrichelte Linie** stellt den Weg dar, den die einreibende Hand innerlich vor dem Eintauchen bzw. nach dem Lösen macht. Bei einem Wärmekreis zeigt sie den Weg, den die „nicht führende" Hand nach dem Lösen vom Gewebe in der Luft beschreibt.

Beineinreibung

Unsere Beine tragen uns durch das Leben. Sie sind in gestrecktem Zustand **zuverlässige und stabile Stützen,** auf denen wir unseren Körper aufrichten und fortbewegen können. Sie bestehen aus starkem, belastungsfähigem „Gebein". Bei den ebenfalls kräftigen Muskeln überwiegt die Streckmuskulatur, die sich über den Gesäß- und Lendenbereich bis in den Rücken fortsetzt.

Dadurch, daß wir unsere Beine im Fuß-, Knie- und Hüftgelenk beugen und unseren Fuß abrollen können, wird ein fließender, elastisch-federnder Gang ermöglicht.

Ablauf

Eine Beineinreibung kann aufwärts- oder abwärtsführend durchgeführt werden.

Bei einer aufwärtsführenden Beineinreibung wird zuerst die Wade mit aufwärtswandernden Kreisen eingerieben. Darauf folgt eine Oberschenkeleinreibung mit aufwärtswandernden Wärmekreisen. Zum Abschluß wird immer der Fuß eingerieben.

Bei einer abwärtsführenden Beineinreibung wird meist zuerst der Oberschenkel mit abwärtswandernden Wärmekreisen eingerieben. Daran schließt sich eine Wadeneinreibung mit abwärtswandernden Kreisen und Abstrichen an. Zum Abschluß erfolgt eine Fußeinreibung. Manchmal entfällt die Oberschenkeleinreibung, da die abwärtsführende Wirkung bei ihr nicht so stark erlebbar ist wie bei der Wade. Doch hilft die Oberschenkeleinreibung vor allem bei kalten, unbelebt wirkenden Beinen, den Wärmestrom bereits vom Hüftgelenk (Trochanter) an anzuregen.

Richtung und Ablauf einer Beineinreibung richten sich immer nach der Situation des Behandelten.

Wirkung

Jede Beineinreibung wirkt belebend, durchwärmend und harmonisierend.

Eine **aufwärtsführende Beineinreibung** regt die Strömung zum Herzen hin an und unterstützt dadurch den venösen Blutrückfluß. Eine **abwärtsführende Beineinreibung** dagegen regt die arterielle Durchblutung an, die Beine werden dadurch besonders intensiv durchwärmt. Diese Einreibung wirkt somit inkarnierend und ableitend.

Eine Rhythmische Einreibung, insbesondere der Oberschenkel, hat außerdem eine **ausscheidungsanregende Wirkung.** Auf diese Wirkung weist Rudolf Steiner in einem Vortrag hin, den er am 9. 10.

1920 vor Ärzten hielt: „Dasjenige, was als Geistig-Seelisches Beine und Füße durchdringt, das steht wiederum in einem Zusammenhange organisch mit Ausscheidungsprozessen. Daher wird man, wenn die Verdauung nach der Richtung nicht in Ordnung ist, daß die Ausscheidungsprozesse nicht in der richtigen Weise sich vollziehen, mit einer Massage unter Umständen an Beinen und Füßen etwas helfen können." (Vergleiche Armeinreibung auf Seite 80f.)

Anwendungsmöglichkeiten

Aufwärtsführende Beineinreibung

- Als Einschlafhilfe; bei nervösen, unruhigen Beinen: z. B. mit Lavendelöl oder Solum Öl®
- Als Aufwachhilfe, zur Anregung des venösen Rückstroms: z. B. mit Rosmarinöl
- Sensibilitätsstörungen, Lähmungserscheinungen, z. B. nach einem Schlaganfall (Apoplex): mit Arnikaöl, Schlüsselblumenöl oder Schlehenblütenöl (auch das nicht betroffene Bein mit behandeln)
- Bei müden, schweren und geschwollenen Beinen, durch langes Stehen oder Sitzen oder während einer Schwangerschaft; bei einer venösen Stauung; bei bettlägrigen oder bewegungseingeschränkten Menschen zur Vermeidung von Blutgerinnseln (Thromboseprophylaxe): je nach Situation des Behandelten z. B. mit Rosmarinöl oder einer geeigneten Emulsion (☞ Verwendete Substanzen, Seite 35).

Abwärtsführende Beineinreibung

- Als Einschlafhilfe bei innerlich unruhigen, eher kopflastigen Menschen, eventuell mit schwer beherrschbaren Ängsten oder Gedankenkreisen; bei nervösen, unruhigen Beinen: z. B. mit Lavendelöl oder Solum Öl®
- Arterielle Durchblutungsstörungen; als Aufwachhilfe: z. B. mit Rosmarinöl
- Bei unbelebten, kalten Beinen, verursacht u. a. durch Zuckerkrankheit (Diabetes mellitus) oder Multiple Sklerose, nach einer Hüftoperation: je nach Situation des Behandelten mit Rosmarinöl oder Lavendelöl
- Sensibilitätsstörungen, Lähmungserscheinungen, z. B. nach einem Schlaganfall (Apoplex): mit Arnikaöl, Schlüsselblumenöl oder Schlehenblütenöl
- Als ableitende Maßnahme bei den unterschiedlichsten Schmerzen und Beschwerden, z. B. Kopfschmerzen, Asthma bronchiale, Bauchbeschwerden durch Luftstauungen und Verkrampfungen

im Oberbauchbereich, Bluthochdruck: je nach Situation des Behandelten mit Lavendelöl oder Rosmarinöl.

Kontraindikationen bei allen Beineinreibungen

- Hautverletzungen oder nässende Hauterkrankungen an den Beinen.

Vorsicht

- Akut entzündete, sehr schmerzhafte Knie- oder Fußgelenke
- Venenerkrankungen (z. B. Thrombosen, Thrombophlebitis), starke Krampfadern (Varizen), verhärtete oder entzündete Krampfaderknoten
- Stark gestaute Beine, verursacht z. B. durch Bauchwassersucht (Aszites) oder geschwollene Lymphknoten in der Leiste.

In diesen Situationen **sehr leicht, umhüllend und weitend einreiben** (☞ Griffqualität, Seite 30f.).

Der Behandelte muß die Berührung als wohltuend erleben.

Bei Venenentzündungen oder Blutgerinnseln in den Venen (Thrombosen) ist zu überlegen, ob nicht eine andere Äußere Anwendung, beispielsweise ein feuchter Wickel, therapeutisch sinnvoller ist.

Bei **arteriellen Durchblutungsstörungen** wird eine abwärtsführende Beineinreibung durchgeführt. Falls der Einreibende diese nicht ausführen kann, können die Beine aufwärtsführend eingerieben werden, jedoch nur umhüllend und weitend, keinesfalls strömungsanregend. Bei **venösen Stauungen** gilt das gleiche für eine abwärtsführende Beineinreibung.

Dauer

Die Einreibung eines Beines dauert etwa 5 Minuten.

Nachruhe

Je nach Situation 10–20 Minuten.

Wadeneinreibung

Die Wade an der Rückseite unseres Unterschenkels ist ein typisch menschlicher Muskel, der sich nirgends im Tierreich findet. In Mythen und Märchen besitzt auch der Teufel keine Waden, er hat einen Pferdefuß. Mephistopheles muß sich deshalb in Goethes „Faust" künstliche Waden umschnallen, damit er nicht erkannt wird.

Der dominierende Muskel ist der Zweiköpfige Wadenmuskel (Zwillingsmuskel, Musculus gastrocnemius). Er setzt mit der Achillessehne am Fersenbein an und teilt sich in zwei Muskelbäuche, die beide zum Oberschenkelknochen ziehen.

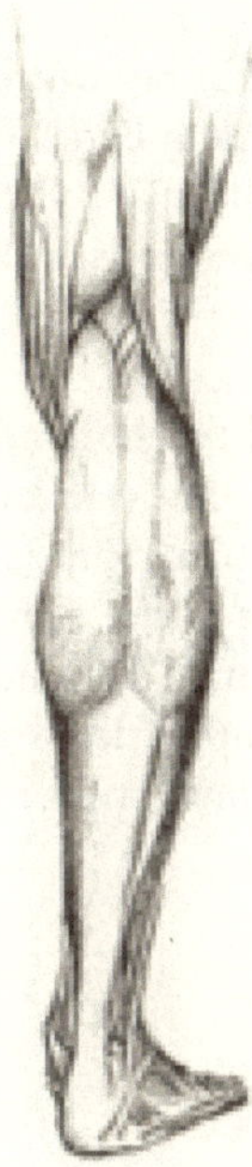

Muskulatur des rechten Unterschenkels von hinten

Aufwärtsführende Wadeneinreibung

Kurzbeschreibung

Die Wade wird mit je einer Hand mit aufwärtswandernden Kreisen eingerieben. Der Zwillingsmuskel mit seinen beiden Muskelbäuchen bildet zwei Leitlinien.

Die Hände wechseln sich ab, ihre Reihenfolge kann selbst entschieden werden. Die nicht einreibende Hand hat immer Kontakt am Unterschenkel.

Inneres Bild

Die Hand bildet beim Eintauchen eine nach oben geöffnete Schale, in welcher der Wadenmuskel empfangen werden kann.

In dieser Stellung und mit dieser Bewegung könnte sie viel Wasser schöpfen, das anschließend in der Lösphase über die Wadenaußen- bzw. -innenseite herunterläuft.

Anwendungsmöglichkeiten

- Die Wade wird im allgemeinen immer im Zusammenhang einer Beineinreibung eingerieben, selten als einzelne Wadeneinreibung.

Lagerung des Behandelten

Der Behandelte liegt auf dem Rücken. Damit der Wadenmuskel bis zur Kniekehle möglichst frei liegt, wird unter den Oberschenkel des einzureibenden Beines ein Kissen oder eine Rolle gelegt.

Stand des Einreibenden

Der Einreibende steht in beweglicher Schrittstellung an der einzureibenden Seite neben dem Bett.

Substanzauftragung

Die Substanz wird mit einer Hand in einer Streichung entlang ihrer Leitlinie aufgetragen.

Einreibung

Die einreibende Hand **taucht** am Ansatz der Achillessehne mit flachen Fingerbeeren ein und wandert entlang ihrer Leitlinie mit zunehmendem Kontakt, bis die ganze Hand wie eine Schale von unten an der Wade liegt. Der dichteste Kontakt ist unter der Mittelhand.

Während der gesamten Eintauchphase ist die Handinnenfläche nach oben gerichtet (**Supinationsstellung**). Hand und Unterarm befinden sich in beinahe horizontaler Stellung, der Ellenbogen berührt fast die Unterlage.

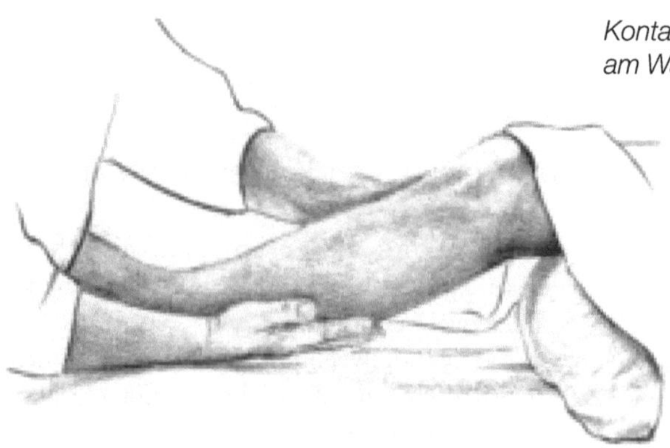

Kontakt-Höhepunkt am Wadenmuskel

Nach Beginn der innerlichen Lösung folgt die Hand – immer weiter lösend – der Leitlinie noch ein Stück weit. Dann schwingt sie in einem weichen Rund über die Wadenaußen- bzw. -innenseite.

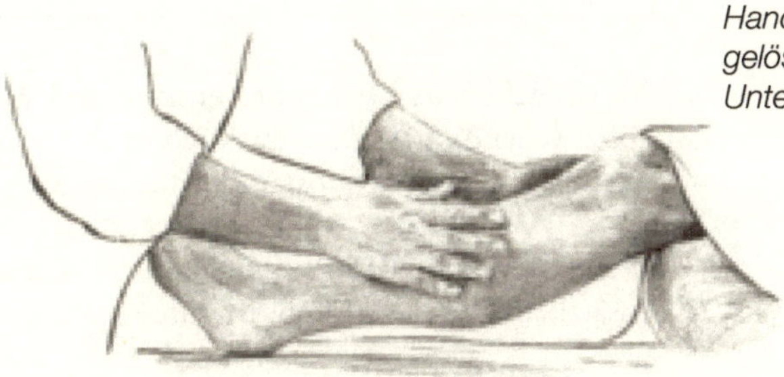

Hand beim gelösten Rund am Unterschenkel

Aus diesem Rund kommt sie wieder zurück zum Ausgangspunkt des Kreises an der Leitlinie.

An der Leitlinie **taucht** die Hand erneut ein und führt auf die oben beschriebene Weise eine kurze, ebenfalls an- und abschwellende Streichung durch, bevor sie in ein nächstes, **gelöstes Rund** übergeht. Je nach Beinlänge werden etwa 2–3 Kreise durchgeführt.

Zum Abschluß taucht die Hand nach dem letzten Rund nochmals mit einem kurzen An- und Abschwellen an der Leitlinie ein und löst sich dann an der Kniekehle vom Gewebe. Der Strom wird dabei in Richtung Oberschenkel abgegeben.

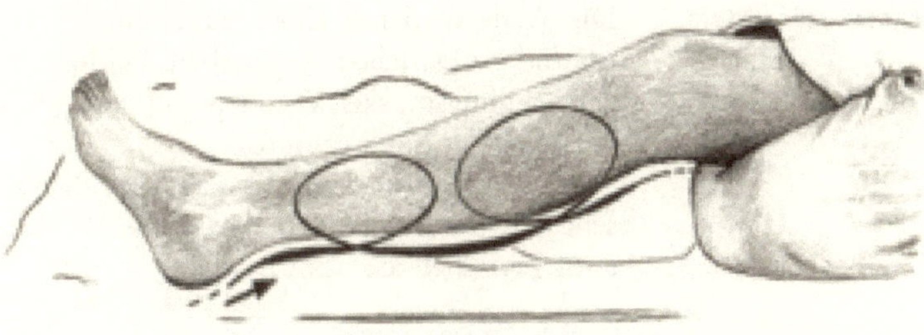

Schema Wadeneinreibung (aufwärtsführend)

Wiederholung

Meist wird dies im Verlauf einer insgesamt etwa 5 Minuten dauernden Beineinreibung mit jeder Hand 2- bis 3mal durchgeführt, je nach Situation auch öfter. Im Zusammenhang einer Ganzeinreibung 1- bis 2mal.

> Falls der Behandelte sehr kalte Füße und Beine hat, die durch die Einreibung nicht genügend erwärmt werden konnten, an das Fußende und eventuell neben die Beine einige warme Wärmflaschen legen.

Durchführungsvarianten

Als **einfache Variante** können entlang beider Leitlinien zart an- und abschwellende Streichungen durchgeführt werden, entsprechend der oben beschriebenen Substanzauftragung.

Wenn der **venöse Rückfluß besonders angeregt** werden soll, werden zusätzlich einige Streichungen durchgeführt.

Bei besonders kalten und unbelebt wirkenden Beinen können mit der Fingerhand im **Bereich der Achillessehne** einige kleine **Kreise** beschrieben werden.

Die Wade kann auch mit **beiden Händen eingerieben** werden: Die Hände tauchen nebeneinander- bzw. am Anfang übereinanderliegend an beiden Leitlinien gleichzeitig ein und schwingen gelöst in ihr Rund über die Wadenaußen- bzw. -innenseite.

Abwärtsführende Wadeneinreibung

Kurzbeschreibung

Die Wade wird mit einer Hand mit abwärtswandernden Kreisen und/oder Abstrichen eingerieben. Leitlinie ist die Mittellinie durch den Zwillingsmuskel, sie entspricht der „Strumpfnaht" an der Rückseite eines langen Strumpfes.

Die Hände wechseln sich ab, ihre Reihenfolge kann selbst entschieden werden. Die nicht einreibende Hand hat immer Kontakt am Unterschenkel.

> Die ableitende Wirkung ist bei Abstrichen intensiver und direkter als bei Kreisen. Kreise werden jedoch vom Behandelten oft als vorbereitende Einleitung erlebt, die es ihm erleichtern, bei den anschließenden Abstrichen „innerlich mitzugehen".

Inneres Bild

Die Hand bildet beim Eintauchen eine nach oben geöffnete Schale, in welcher der Wadenmuskel empfangen werden kann.

In dieser Stellung und mit dieser Bewegung könnte sie viel Wasser schöpfen, das sie anschließend in der Lösphase über die Wadenaußen- bzw. -innenseite herunterlaufen lassen könnte.

Durch die Betonung entlang der Strumpfnaht sprechen wir den Behandelten „zentral an".

Wir tauchen in der Kniekehle in den Strom ein, der vom Rumpf des Behandelten kommt, und führen ihn bis in die Füße hinunter; dadurch kann der Behandelte „unten ankommen".

Anwendungsmöglichkeiten

- Die Wade wird im allgemeinen immer im Zusammenhang einer Beineinreibung eingerieben, selten als einzelne Wadeneinreibung.

Lagerung des Behandelten

Der Behandelte liegt auf dem Rücken. Das einzureibende Bein mit einem Lagerungskissen oder einer Knierolle unter dem Oberschenkel hochlagern, damit der Wadenmuskel bis zur Kniekehle möglichst frei liegt.

Stand des Einreibenden

Der Einreibende steht in beweglicher Schrittstellung an der einzureibenden Seite neben dem Bett.

Substanzauftragung

Die Substanz wird mit je einer Hand in einer Streichung entlang der Leitlinie aufgetragen.

Einreibung

Abstriche

Die Hand **taucht** mit weich angeschmiegter Mittelhand in der Kniekehle ein und greift den Strom auf, der vom Oberschenkel kommt. Mit zunehmender Verdichtung folgt sie der Leitlinie und erreicht den Höhepunkt ungefähr nach einem Drittel der Wadenlänge.

Nach Beginn der innerlichen Lösung wird der aufgegriffene Strom ganz bewußt und innerlich sehr anwesend zum Fersenbein begleitet, dabei nimmt der Kontakt bis in die Fingerhand ab. Beim Lösen am Fersenbein läßt sie den Strom weiterklingen.

Während des gesamten Abstriches ist die Handinnenfläche nach oben gerichtet (**Supinationsstellung**), die Hand steht leicht schräg zur Leitlinie. Hand und Unterarm befinden sich in beinahe horizontaler Stellung, der Ellenbogen berührt fast die Unterlage (☞ Aufwärtsführende Wadeneinreibung, Abbildung auf Seite 50).

> Die Mittelhand nimmt beim Eintauchen in der Kniekehle möglichst rasch einen satten Kontakt auf, dadurch bekommt der Behandelte von Anfang an das Gefühl von unserer „Anwesenheit" vermittelt.

Kreise

Die Hand **taucht** mit weich angeschmiegter Mittelhand in der Kniekehle ein und greift den Strom auf, der vom Oberschenkel kommt. Dann folgt sie der Leitlinie und verdichtet dabei zunehmend. Während der Verdichtungsphase befindet sich die Hand in der oben beschriebenen Supinationsstellung.

Nach Beginn der innerlichen Lösung folgt die Hand – immer weiter lösend – noch ein Stück der Leitlinie und schwingt dann in einem Rund über die Wadenaußen- bzw. -innenseite wieder zurück zum Ausgangspunkt des Kreises an der Leitlinie (☞ Aufwärtsführende Wadeneinreibung, Abbildung auf Seite 51).

> Die Kreise müssen sehr leicht und gelöst sein, sonst werden sie als „nach oben schiebend" erlebt.

Je nach Beinlänge werden etwa 2–3 Kreise durchgeführt.

Zum Abschluß taucht die Hand nochmals mit einem kurzen An- und Abschwellen an der Leitlinie ein. Dann löst sie sich am Fersenbein, nachdem sie den aufgegriffenen Strom innerlich ausklingen ließ.

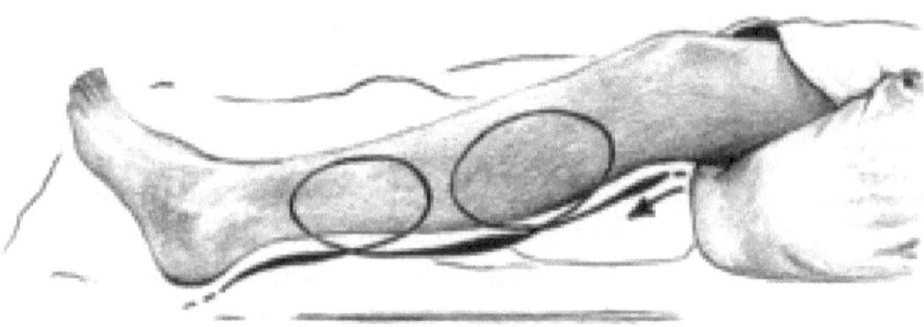

Schema Wadeneinreibung (abwärtsführend)

Wiederholung

Wie viele Kreise und Abstriche im Verlauf einer etwa 5 Minuten dauernden Beineinreibung durchgeführt werden, hängt von der Situation ab.

Im Zusammenhang einer Ganzeinreibung wird die Einreibung mit Kreisen von jeder Hand 1- bis 2mal durchgeführt, eventuell mit 2–3 zusätzlichen Abstrichen.

> Falls der Behandelte sehr kalte Füße und Beine hat, die durch die Einreibung nicht genügend erwärmt werden konnten, an das Fußende und eventuell neben die Beine einige warme Wärmflaschen legen.

Durchführungsvarianten

Bei besonders kalten und unbelebt wirkenden Beinen können im **Bereich der Achillessehne** mit der Fingerhand einige kleine **Kreise** durchgeführt werden.

Knieeinreibung

Das Kniegelenk verbindet den Unterschenkel mit dem Oberschenkel. Es ist von mehreren Sehnen, Seiten- und Kreuzbändern umgeben. An seiner vorderen Seite befindet sich die **Kniescheibe** (**Patella**). Sie ist in eine Muskelsehne eingebettet und verhindert eine Überstreckung des Gelenkes.

Das Kniegelenk ist eines der kompliziertesten und am meisten beanspruchten Gelenke. Es muß, um beweglich zu bleiben, ständig bewegt werden.

Ursula de Gruyter, eine Mitarbeiterin von Margarethe Hauschka, berichtet, daß diese in ihren Kursen und Vorträgen die Kniegelenke und „andere kugelige Gelenke" (z. B. Schulter- und Hüftgelenke) als **„Sonnenorte"** bezeichnete. Auf manchen mittelalterlichen Darstellungen haben die Gewänder um Gelenke, vor allem um Kniegelenke, zahlreiche spiralig-kreisförmige Falten.

Oft knien wir beim Beten. Wenn wir vor etwas die Knie beugen, einen Knicks machen, erniedrigen wir uns freiwillig vor einer höheren Autorität.

Kurzbeschreibung

Beide Hände beschreiben Wärmekreise um das Kniegelenk, die Kniescheibe bleibt dabei ausgespart.

Die innere Hand, die dem Behandelten näher ist, ist die **„führende" Hand** und behält immer den Hautkontakt. Die ihm fernere Hand löst sich vorübergehend vom Kniebereich und vollendet den Kreis in der Luft.

Zur Richtung der Kreise

An der Knie-Innenseite setzt der Schneidermuskel (Musculus sartorius) an und zieht schräg über den Oberschenkel zum Hüftgelenk. An diesem Ansatz taucht die führende Hand ein. Manchmal befindet sich an dieser Innenseite eine leichte Schwellung durch einen Flüssigkeitsstau. Dieses „kleine Säckchen" wollen wir entlasten, indem wir einen Fluß in Richtung Schneidermuskel anregen.

Daraus ergibt sich, daß das **rechte Knie** gegen den Uhrzeigersinn eingerieben wird, das **linke Knie** im Uhrzeigersinn.

Wirkung

Durch diese Einreibung wird das Kniegelenk durchwärmt und belebt.

Inneres Bild

Die Hände beschreiben Wärmekugeln um das Gelenk und keine flachen Wärmekreise um eine Kniescheibe. Im Kontakt-Höhepunkt darf diese Gelenkkugel nicht zusammengepreßt werden, sondern sie wird etwas nach oben, in die Leichte gehoben.

Durch diese Einreibung wird dem Knie ein „Wärmekäppchen" aufgesetzt. In der Lösphase folgen zuerst die Fingerbeeren, dann der Zeigefinger dem „Mützenrand" und erspüren diesen ganz wach und aufmerksam.

Die Hände umkreisen diesen „Sonnenort" wie Planeten die Sonne. Oder wie die Gewandfalten um die Knie auf manchen mittelalterlichen Darstellungen.

Anwendungsmöglichkeiten

- Degenerative Gelenkerkrankungen (z.B. Arthrose), chronische Arthritis, rheumatische Beschwerden, Schmerzen oder Schwellungen nach Operationen oder stumpfen Verletzungen, wetterabhängige Schmerzen: je nach Situation des Behandelten z. B. mit Zinn-Salbe, WELEDA-Rheumasalbe®, Solum Öl®, Arnikasalbe oder Arnikaöl, Johanniskrautöl oder einer „Sportsalbe".
- Zu Beginn bzw. zum Abschluß einer Oberschenkeleinreibung.

Kontraindikationen

- Hautverletzungen oder nässende Hauterkrankungen im Kniebereich.

Vorsicht

- Akut entzündete, schmerzhafte Kniegelenke.

In dieser Situation **sehr leicht, umhüllend und weitend einreiben** (☞ Griffqualität, Seite 30f.).

Der Behandelte muß die Berührung als wohltuend erleben.

Lagerung des Behandelten

Der Behandelte liegt auf dem Rücken. Das einzureibende Knie mit einem kleinen Lagerungskissen etwas hochlagern.

Je nach Situation kann diese Einreibung auch im Sitzen durchgeführt werden.

Stand des Einreibenden

Der Einreibende steht in beweglicher Schrittstellung an der einzureibenden Seite neben dem Bett bzw. neben dem Behandelten.

Substanzauftragung

Die Substanz wird mit beiden Händen während des ersten Wärmekreises aufgetragen.

Linkes Knie

Für das rechte Knie gelten die folgenden Angaben seitenverkehrt.

Zur Erleichterung der Beschreibung wird die Vorstellung eines Zifferblattes mit der Kniescheibe als Mittelpunkt zu Hilfe genommen.

Ich werde **an dieser Stelle eine ausführliche Beschreibung eines Wärmekreises** geben.

Einreibung

Eintauchphase
Die **linke Hand** beginnt mit flachen Fingerbeeren bei 7$^{\circ\circ}$, die **rechte Hand** mit entspannter Handwurzel bei 1$^{\circ\circ}$. Dieser Beginn ist auf der schematischen Darstellung durch die Pfeile gekennzeichnet.

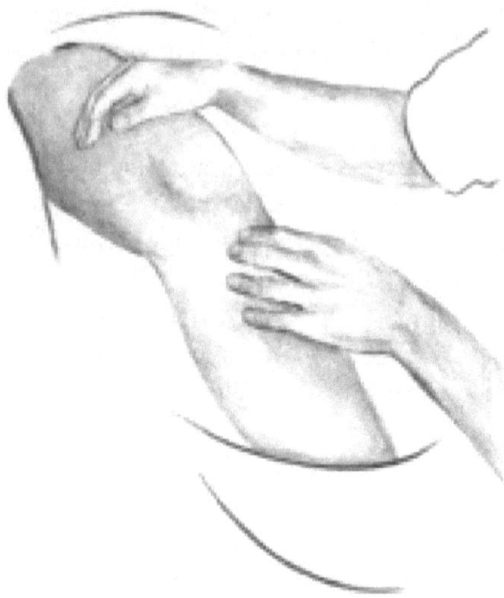

Beginn der Eintauchphase am Wärmekreis um das linke Knie

Nun taucht die **linke Hand** mit zunehmendem Kontakt ein, bis die ganze Hand angeschmiegt neben dem Kniegelenk liegt. Die innigste Verdichtung findet bei 9$^{\circ\circ}$ unter der Mittelhand statt.

Auch die **rechte Hand** wandert in dieser Zeit ebenfalls weiter, bis sie vollständig angeschmiegt neben dem Kniegelenk liegt. Sie hat die innigste Verdichtung bei 3$^{\circ\circ}$ unter der Mittelhand.

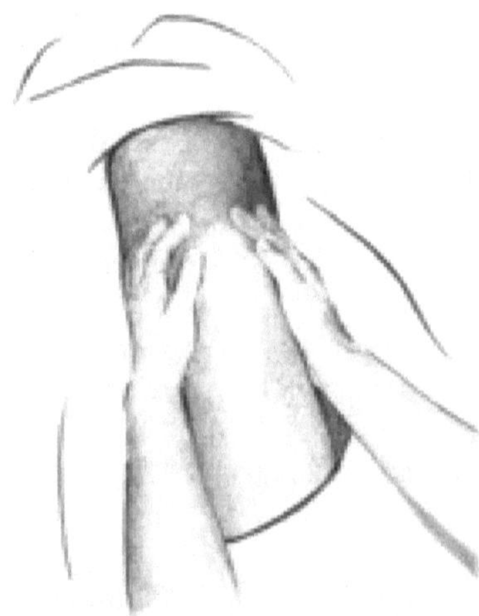

Kontakt-Höhepunkt am linken Knie

Während dieses Höhepunktes liegen die Mittelhände mit sattem und weichem Kontakt beidseits des Kniegelenkes und erleben ganz bewußt das wärmende Gegenüber.

Lösphase
Nach Beginn der innerlichen Lösung an diesem Höhepunkt schwingt die **linke Hand** mit gelöster Fingerhand weiter um die Gelenkkugel bis 3°°, dabei bleibt sie „innerhalb des Käppchens". Auf dem weiteren Weg nimmt der Kontakt bis in die flachen Fingerbeeren ab, bei 7°° ist der Höhepunkt der Lösung erreicht. In dieser ganzen Zeit zeigt die Hand, ohne im Handgelenk abzuknicken, weitgehend in die gleiche Richtung, diese entspricht ungefähr einer Linie zwischen 2°° und 8°°.

Die **rechte Hand** wandert nach ihrem Höhepunkt und der innerlichen Lösung weiter bis 5°°, dabei nimmt der Kontakt ab bis in den Fingerbereich. Dann löst sie sich vom Kniegelenk und vollendet den Kreis in der Luft.

Nächste Eintauchphase
Um bei 7°° wieder eintauchen zu können, muß die **linke Hand** die Richtung ändern. Hand und Unterarm drehen aus der gelösten Schulter heraus, bis die Fingerhand nach 8°°, in die Richtung ihres nächsten Eintauchens zeigt. Bei diesem Drehen darf die Hand trotz der vollständigen inneren Lösung nicht den Kontakt mit dem Knie verlieren (☞ „Lösen, ohne zu verlassen", Seite 23). Nun kann ein neuer Eintauchimpuls beginnen.

Gleichzeitig mit der linken Hand taucht die **rechte Hand** wieder mit weicher Handwurzel bei 1°° ein.

Beendet wird die Knieeinreibung in der Lösphase des letzten Wärmekreises: wenn sich die **rechte Hand** bei 5°° vom Körper löst, verläßt zur gleichen Zeit die **linke Hand** bei 11°° das Knie.

Oder die linke Hand vollendet ihren Kreis und verläßt das Gewebe bei 7°°.

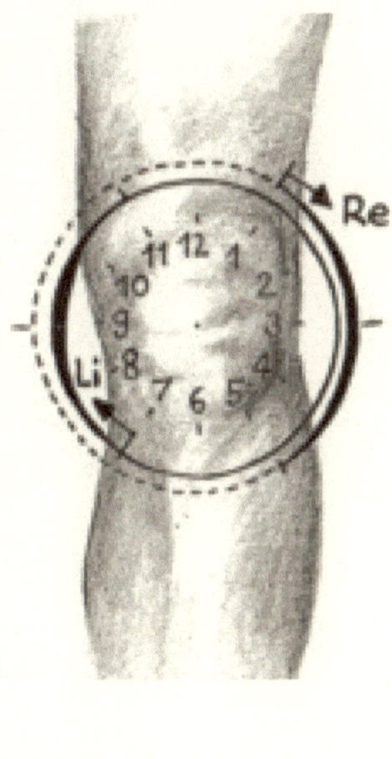

Schema Knieeinreibung (links)

> Beide Hände stehen sich – wie bei jedem Wärmekreis – im Kreis gegenüber. Besonders deutlich wird dies beim Kontakt-Höhepunkt beidseits des Gelenkes.

Dauer

Eine einzelne Knieeinreibung dauert 1–2 Minuten.

Als Beginn bzw. Ende einer Oberschenkeleinreibung werden 2–3 Wärmekreise durchgeführt.

Nachruhe

Je nach Situation 10–15 Minuten.

Durchführungsvariante

Eine **einfache Einreib-Möglichkeit** ist ein **einhändiger Kreis** um das Kniegelenk. Die Kreisrichtung ist die gleiche wie oben beschrieben, das Eintauchen erfolgt ebenfalls am Ansatz des Schneidermuskels an der Knie-Innenseite. Auch hierbei wird das Knie „kugelig“ eingerieben.

Oberschenkeleinreibung

Der Oberschenkelknochen (Femur) ist der größte und stärkste Knochen des Körpers. Sein „Kopf" ist im Hüftgelenk mit dem Becken und damit dem Rumpf verbunden. Er ist von einer kräftigen Muskulatur umhüllt. Für eine Einreibung sind folgende Muskeln von Bedeutung: der Vierköpfige Oberschenkelmuskel (Musculus quadriceps femoris), der am Schienbein ansetzt und über die Vorderseite des Oberschenkels zum Becken zieht, und der Schneidermuskel (Musculus sartorius), von der Knie-Innenseite schräg zum Hüftgelenk verlaufend.

Ablauf

Der Oberschenkel kann mit **aufwärtswandernden Wärmekreisen** vom Knie bis zum Hüftgelenk eingerieben werden, oder mit **abwärtswandernden Wärmekreisen** vom Hüftgelenk zum Knie.

Wirkung

Eine Oberschenkeleinreibung wirkt u. a. ausscheidungsanregend.

Anwendungsmöglichkeiten

- Morgens zur Stuhlförderung bei chronischer Verstopfung; als wehenanregende Maßnahme in der Geburtshilfe. Das bewußte Gegenüber im Höhepunkt und anschließende Lösen ist hierbei sehr wichtig und wird besonders betont. Die Art der verwendeten Substanz ist nicht entscheidend.
- Abends bei bettnässenden Kindern: mit Johanniskrautöl
- Als Teil einer Beineinreibung.

Kontraindikationen

- Hautverletzungen oder nässende Hauterkrankungen an den Oberschenkeln.

Vorsicht

- Vorzeitige Wehen
- Venenerkrankungen (z. B. Thrombosen, Thrombophlebitis), eventuell starke Krampfadern (Varizen), verhärtete oder entzündete Krampfaderknoten an den Oberschenkeln
- Stark gestaute Beine, verursacht z. B. durch Bauchwassersucht (Aszites) oder geschwollene Lymphknoten in der Leiste.

In diesen Situationen **sehr leicht, umhüllend und weitend einreiben** (☞ Griffqualität, Seite 30f.).

Der Behandelte muß die Berührung als wohltuend erleben.

Bei **Venenentzündungen oder Blutgerinnseln in den Venen** (Thrombosen) ist zu überlegen, ob nicht eine andere Äußere Anwendung, beispielsweise ein feuchter Wickel, therapeutisch sinnvoller ist.

Bei **arteriellen Durchblutungsstörungen** wird eine abwärtsführende Beineinreibung durchgeführt. Falls der Einreibende diese nicht ausführen kann, können die Beine aufwärtsführend eingerieben werden, jedoch nur umhüllend und weitend, keinesfalls strömungsanregend.

Dauer

Eine einzelne Oberschenkeleinreibung dauert 2–3 Minuten.

Wie oft diese Einreibung im Verlauf einer etwa 5 Minuten dauernden Beineinreibung durchgeführt wird, hängt von der Situation des Behandelten ab.

Im Zusammenhang einer Ganzeinreibung wird sie 1- bis 2mal durchgeführt.

Nachruhe

Je nach Situation 10–20 Minuten.

Aufwärtsführende Oberschenkeleinreibung

Kurzbeschreibung

Beide Hände beschreiben aufwärtswandernde Wärmekreise, die den Oberschenkel möglichst umfassend umhüllen. Die Kreisrichtung ist die gleiche wie am Knie.

Die innere Hand, die dem Behandelten näher ist, ist die **„führende" Hand** und behält immer den Hautkontakt. Ihre Leitlinie ist der Schneidermuskel (Musculus sartorius). Die äußere Hand wird durch eine äußere Leitlinie von der Knie-Außenseite in Richtung Sitzbein geleitet.

Inneres Bild

Als inneres Bild kann auch bei der Oberschenkeleinreibung eine „kugelige" Vorstellung helfen.

Wenn sich die Hände in ihrem Kontakt-Höhepunkt gegenüberstehen, umschließen sie den Oberschenkel mit dem Vierköpfigen Oberschenkelmuskel wie die beiden Hälften eines Sandwichs.

Lagerung des Behandelten

Der Behandelte liegt in Rückenlage. Das einzureibende Bein mit einem Lagerungskissen unter dem Knie- und Unterschenkelbereich etwas hochlagern.

Stand des Einreibenden

Der Einreibende steht in beweglicher Schrittstellung an der einzureibenden Seite neben dem Bett.

Substanzauftragung

Die Substanz wird mit beiden Händen in einer Streichung entlang beider Leitlinien aufgetragen.

Linker Oberschenkel

Für den rechten Oberschenkel gelten die folgenden Angaben seitenverkehrt.

Die linke, „führende" Hand ist auf dem Schema durch die innere, durchgehende Kreislinie dargestellt.

Die Durchführung eines Wärmekreises ist bei der Knie-Einreibung auf Seite 58f. genauer beschrieben.

Einreibung

Beide Hände führen etwa 2–3 Wärmekreise um das Knie durch. Ihr Eintauch-Beginn ist auf der schematischen Darstellung mit Pfeilen gekennzeichnet.

Danach stellen wir uns eine „zweite", fiktive Kniescheibe vor, die ungefähr eine Handbreite oberhalb der tatsächlichen Kniescheibe liegt. Diese wird der Mittelpunkt unseres nächsten Wärmekreises sein.

Lösphase am letzten Knie-Wärmekreis

Nach dem Kontakt-Höhepunkt und Beginn der innerlichen Lösung wandert die linke Hand wie bei den vorangegangenen Wärmekreisen mit gelöster Fingerhand um ihren Kreisbogen bis 7°°.

Die **rechte Hand** wandert mit abnehmendem Kontakt bis 5°°. Dort löst sie sich vom Knie-Wärmekreis und wandert nun auf einem langgezogenen Bogen durch die Luft bis 1°° am nächsten Wärmekreis.

Eintauchphase zum nächsten Wärmekreis

Nachdem die **linke Hand** in die neue Eintauch-Richtung gedreht hat, beginnt sie – wie zuvor – mit flachen Fingerbeeren bei 7°° am Knie-Wärmekreis einzutauchen. Sie hat nun einen langen Eintauchweg, bis sie bei 9°° am nächsten Wärmekreis ihren Kontakt-Höhepunkt in der Mittelhand erreicht.

Die **rechte Hand**, die bereits bei diesem Wärmekreis ist, taucht mit weicher Handwurzel bei 1°° ein und erreicht bei 3°° ihren Kontakt-Höhepunkt ebenfalls in der Mittelhand.

Zwischen beiden Händen liegt in diesem Moment der Oberschenkel mit dem Vierköpfigen Oberschenkelmuskel.

Lösphase

Nach Beginn der innerlichen Lösung umwandert die **linke Hand** mit gelöster Fingerhand diesen Kreis bis 7°°.

Die **rechte Hand** wandert mit abnehmendem Kontakt bis 5°°, verläßt hier das Gewebe und beschreibt wieder einen langen Kreisbogen durch die Luft bis zu 1°° des nächsten Wärmekreises.

Nächste Eintauchphase
Die **linke Hand** dreht – wie zuvor – bei 7^{oo} die Handrichtung und beginnt mit einem neuen Eintauchen.

Die **rechte Hand** taucht bei 1^{oo} ein.

Auf diese Weise werden ab dem Kniegelenk etwa 3–4 Wärmekreise durchgeführt. Der letzte Wärmekreis liegt möglichst nahe am Hüftgelenk, da dieser Bereich oft kalt ist.

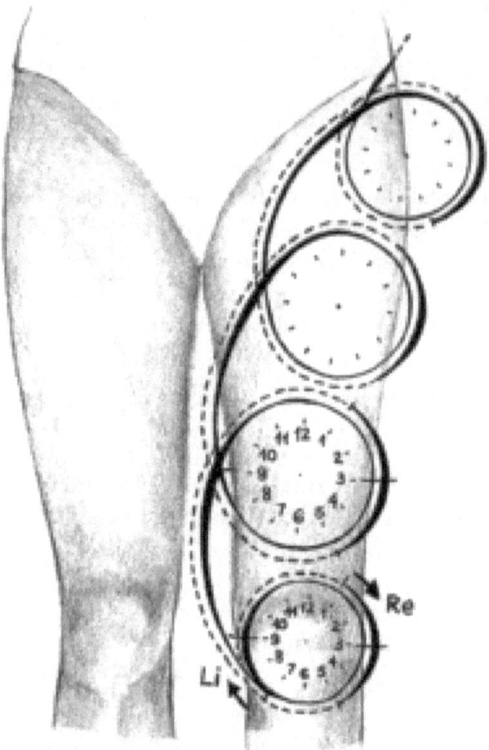

Schema Oberschenkeleinreibung (aufwärtsführend)

Geendet wird in der Lösphase des letzten Wärmekreises. Die **rechte Hand** löst sich bei 5^{oo} vom Gewebe.

Die **linke Hand** wandert ein kurzes Stück mit einem An- und Abschwellen in Richtung Hüftgelenk, gibt den Strom weiter zum Rumpf und löst sich erst dann vom Gewebe.

Oder: Wenn beide Hände sich bei 3^{oo} und 9^{oo} gegenüberstehen, lösen sie in einem kurzen Innehalten und führen dann gemeinsam eine kurze an- und abschwellende Streichung entlang ihrer Leitlinien in Richtung Sitzbein bzw. Hüftgelenk durch. (Diese Variante ist auf der schematischen Darstellung nicht gezeigt.)

Um den Oberschenkel wirklich gut umfassen zu können, schwingt die rechte Hand möglichst weit zur Unterseite herunter.
Das Venendreieck an der Innenseite des Oberschenkels wird von den einreibenden Händen ausgespart (Intimbereich).

Durchführungsvarianten

Als **einfache Variante** können mit beiden Händen zart an- und abschwellende Streichungen entlang beider Leitlinien durchgeführt werden, entsprechend der oben beschriebenen Substanzauftragung.

Wenn der **Bereich über dem Hüftgelenk sehr kalt** ist, können die Wärmekreise an dieser Stelle öfter wiederholt werden.

Abwärtsführende Oberschenkeleinreibung

Kurzbeschreibung

Beide Hände beschreiben abwärtswandernde Wärmekreise, vom Hüftgelenk bis zum Knie. Die Kreisrichtung ist die gleiche wie am Knie.

Die innere Hand, die dem Behandelten näher ist, ist die **„führende" Hand** und behält immer den Hautkontakt. Ihre Leitlinie ist der Schneidermuskel (Musculus sartorius). Die äußere Hand wird durch eine äußere Leitlinie vom Sitzbein zur Knie-Außenseite geleitet. Entlang dieser Leitlinie erfolgt im Verlauf jedes Wärmekreises **zweimal eine abwärtsführende rhythmische Betonung.**

Inneres Bild

Als inneres Bild kann auch bei der Oberschenkeleinreibung eine „kugelige" Vorstellung helfen.

Wenn sich die Hände in ihrem Kontakt-Höhepunkt gegenüberstehen, umschließen sie den Oberschenkel mit dem Vierköpfigen Oberschenkelmuskel wie die beiden Hälften eines Sandwichs.

Lagerung des Behandelten

Der Behandelte liegt in Rückenlage. Das einzureibende Bein mit einem Lagerungskissen unter dem Knie- und Unterschenkelbereich etwas hochlagern.

Stand des Einreibenden

Der Einreibende steht in beweglicher Schrittstellung an der einzureibenden Seite neben dem Bett.

Substanzauftragung

Die Substanz wird mit beiden Händen entlang der Leitlinien in einer Streichung aufgetragen.

Linker Oberschenkel

Für den rechten Oberschenkel gelten die folgenden Angaben seitenverkehrt.

Die linke, „führende“ Hand ist auf dem Schema durch die innere, durchgehende Kreislinie dargestellt.

Die Durchführung eines Wärmekreises ist bei der Knie-Einreibung auf Seite 58f. genauer beschrieben.

Einreibung

Erste Eintauchphase am Wärmekreis über dem Hüftgelenk
Der erste Wärmekreis liegt möglichst nahe am Hüftgelenk, da dieser Bereich oft kalt ist.

Die **linke Hand** taucht mit flachen Fingerbeeren bei 7^{oo} ein. Dieser Beginn ist durch den Pfeil auf der schematischen Darstellung gekennzeichnet. Dann wandert sie mit zunehmendem Kontakt bis 9^{oo}, hier findet der Kontakt-Höhepunkt unter der Mittelhand statt.

Die **rechte Hand** taucht mit weicher Handwurzel bei 1^{oo} ein. Auch dieser Beginn ist durch einen Pfeil dargestellt. Sie erreicht bei 3^{oo} ihren Kontakt-Höhepunkt ebenfalls mit der Mittelhand.

> Die rechte Hand darf bei jedem Wärmekreis mit einem bewußt strömungsanregenden Impuls eintauchen.

Lösphase
Nach Beginn der innerlichen Lösung schwingt die **linke Hand** mit gelöster Fingerhand weiter um den Kreisbogen, bis sie bei 7^{oo} zu ihrem Anfangspunkt zurückkommt. Auf dem letzten Abschnitt des Kreises nimmt der Kontakt bis in die flachen Fingerbeeren ab, der Höhepunkt der Lösung ist erreicht.

Die **rechte Hand** wandert bis 5^{oo}, dabei nimmt der Kontakt ab bis in den Fingerbereich. Dann löst sie sich vom Gewebe und vollendet den Kreis in der Luft bis 1^{oo}.

Zweite Eintauchphase
Die **linke Hand** dreht die Handrichtung – wie bei jedem Wärmekreis – für ein neues Eintauchen. Dann taucht sie wie bei dem vorangegangenen Wärmekreis bei 7^{oo} ein und wandert mit zunehmendem Kontakt bis zum Höhepunkt bei 9^{oo}.

Die **rechte Hand** beginnt bei 1^{oo} und erreicht bei 3^{oo} ihren Kontakt-Höhepunkt.

Zweite Lösphase
Nach Beginn der innerlichen Lösung wandert die **linke Hand** um den oberen Kreisbogen und in einem langgezogenen Rund bis zu 7^{00} am nächst tiefer gelegenen Kreis. Wenn sie auf diesem langen Bogen die äußere Leitlinie erreicht, **verdichtet und löst** sie nochmals und führt so einen kurzen, **an- und abschwellenden Abstrich** durch.

Die **rechte Hand** wandert – wie zuvor – nach ihrem Höhepunkt bei 3^{00} mit zunehmender Lösung bis 5^{00} weiter, löst sich vom Gewebe und vollendet ihren Kreis in der Luft bis 1^{00}.

Eintauchphase zum nächsten Wärmekreis
Beide Hände beginnen – wie bei jedem Wärmekreis – gleichzeitig mit einem neuen Eintauchimpuls, ihr Anfangspunkt liegt nun jedoch an verschiedenen Kreisen:

Die **linke** Hand, die sich bereits an diesem nächsten Wärmekreis befindet, taucht dort bei 7^{00} ein und erreicht ihren Höhepunkt bei 9^{00}.

Die **rechte Hand** hat jetzt einen langen Eintauchweg: sie beginnt bei 1^{00} am oberen Kreis, erreicht ihren Kontakt-Höhepunkt jedoch erst bei 3^{00} an diesem Wärmekreis.

Beide Hände stehen sich nun an diesem Wärmekreis gegenüber.

Auf diese Weise werden etwa 3–4 Wärmekreise durchgeführt.

Zum Abschluß werden um das Kniegelenk 2–3 Wärmekreise beschrieben.

Geendet wird in der Lösphase des letzten Knie-Wärmekreises: Die **rechte Hand** löst sich – wie bei jedem Wärmekreis – bei 5^{00} vom Knie. Danach löst sich die **linke Hand** – nach einem letzten Verdichten und Lösen an der Knie-Außenseite – ebenfalls bei 5^{00} vom Gewebe.

> Um den Oberschenkel mit dem Vierköpfigen Oberschenkelmuskel wirklich gut umfassen zu können, schwingt die rechte Hand möglichst weit zur Unterseite herunter.
> Das Venendreieck an der Innenseite des Oberschenkels wird von den einreibenden Händen ausgespart (Intimbereich).

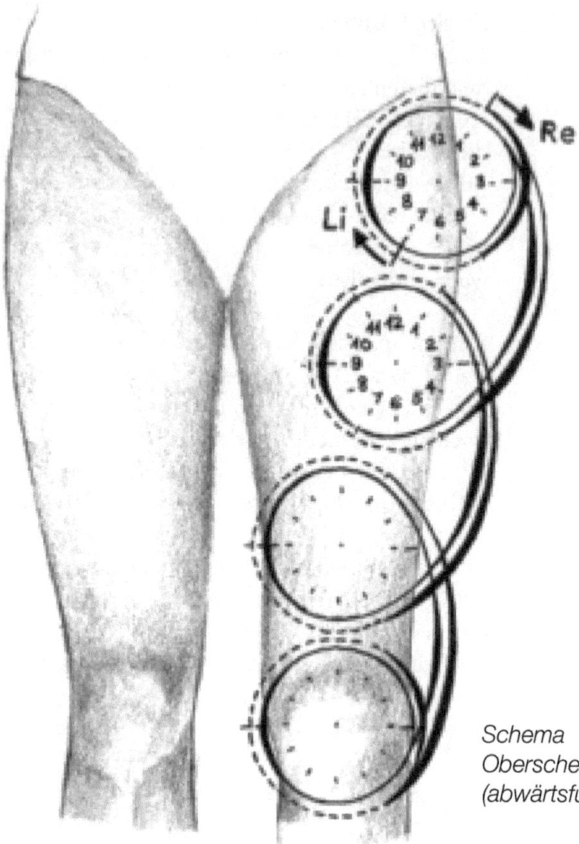

Schema Oberschenkeleinreibung (abwärtsführend)

Durchführungsvarianten

Als **einfache Variante** können mit beiden Händen zart an- und abschwellende Streichungen entlang beider Leitlinien durchgeführt werden, entsprechend der oben beschriebenen Substanzauftragung.

Wenn der **Bereich über dem Hüftgelenk sehr kalt** ist, können die Wärmekreise an dieser Stelle öfter wiederholt werden.

Fußeinreibung

„Das Menschlichste am Menschen ist sein Fuß."
(Christian Grah im „Tycho de Brahe-Jahrbuch 1986")

Die menschliche Fußform mit **Quer- und Längsgewölbe** bildet sich in den ersten Lebensjahren, wenn wir gehen lernen. Dann ziehen Muskeln die Mittelfußknochen in die Höhe und richten dadurch das Gewölbe auf. Durch starke Bänder wird es in seiner elastischen Stellung gehalten. Ein Fußgewölbe findet sich nur beim Menschen, selbst die „Sohlengänger" unter den Tieren, z. B. Bären, laufen auf flachen Sohlen.

Durch diese Fußhöhle entzieht sich der Fuß teilweise der Schwerkraft, es entsteht ein kleiner Freiraum. Auf dieser Gewölbehöhle, eigentlich auf einer „Lücke", ruht die Last des Körpers und verteilt sich auf Ferse und Zehenballen. Dadurch erhalten wir einen stabilen „Vier-Punkte-Stand", vergleichbar dem „Vierbeinstand" der Tiere.

Mit dem Fuß können wir eine **differenzierte Begegnung mit der Erde** aufnehmen: mit den Zehen ist ein tastender, mehr wahrnehmender Kontakt möglich, mit der Ferse können wir aufstampfen und unseren Willen deutlich machen.

Eine gute Verbindung zur Erde gibt die Kraft zur Aufrichtung unseres Körpers. Etwas zu verstehen, standhaft zu sein und unseren Standpunkt zu vertreten. Auch im übertragenen Sinne sprechen wir davon, daß etwas zu seinem Gelingen auf einer guten Grundlage fußen muß und nicht auf schwachen Füßen stehen darf.

Ablauf

Zu Beginn einer Fußeinreibung wird die Substanz mit beiden Händen in einer Streichung über den Fuß aufgetragen. Danach werden manchmal Kreise um den Außen- und Innenknöchel (Knöchelkreise) durchgeführt. Die Ferse wird mit Kreisen (Fersenkäppchen) eingerieben. Nach den Knöchelkreisen und Fersenkäppchen folgen Streichungen über den Fuß. Zum Abschluß erfolgen Abstriche an der Fußsohle.

Der Ablauf einer Fußeinreibung richtet sich immer nach der Situation des Behandelten.

Wirkung

Oft sind unsere Füße kalt, ohne daß wir es spüren. Durch eine Einreibung werden sie **durchwärmt** und belebt und können wieder bewußt wahrgenommen werden. Da die Füße die Grundlage für die Aufrichtung sind, wird damit auch die innere Aufrichtekraft angesprochen.

Eine Fußeinreibung hat eine **inkarnierende** und **ableitende,** wachmachende und weckende Wirkung. Dies wird vor allem durch den Abstrich an der Fußsohle erreicht.

Sie bildet deshalb den Abschluß jeder Beineinreibung.

Anwendungsmöglichkeiten

- Zur Vermeidung oder Behandlung von wundgelegenen Stellen (Dekubiti) an der Ferse können Fersenkäppchen mit einer hautpflegenden, schützenden Salbe oder Emulsion durchgeführt werden, z. B. Gelatum Lappa comp. oder WELEDA-Hauttonikum® (☞ Verwendete Substanzen, Seite 35).
- Bei kalten, unbelebten Füßen; als Einschlafhilfe; als ableitende Maßnahme bei manchen Arten von Kopfschmerzen, Unwohlsein, Schwindel: je nach Situation des Behandelten mit Rosmarinöl, Lavendelöl, Solum Öl® oder Kupfersalbe.
- Bei schwerkranken und bettlägerigen Menschen, die ihre Füße nicht mehr gut spüren. Sie können dadurch wieder ihre Füße als Grundlage der Aufrichtung wahrnehmen und werden etwas wacher.
- Als Teil einer Beineinreibung.

Kontraindikationen

- Hautverletzungen oder nässende Hauterkrankungen an den Füßen.

Vorsicht

- Akut entzündete, sehr schmerzhafte Fußgelenke.

In dieser Situation **sehr leicht, umhüllend und weitend einreiben** (☞ Griffqualität, Seite 30f.).

Der Behandelte muß die Berührung als wohltuend erleben.

Dauer

Die Einreibung eines Fußes dauert 2–5 Minuten.

Nachruhe

Je nach Situation 10–20 Minuten.

Streichung über den Fuß

Linker Fuß

Für den rechten Fuß gelten die folgenden Angaben seitenverkehrt.

Kurzbeschreibung

Beide Hände gleiten locker angeschmiegt über den Fuß: die äußere, **rechte Hand** liegt auf dem Fußrücken, die innere, **linke Hand** im Fußgewölbe. Beide Daumen treffen sich an der Fuß-Innenseite.

Die Hände werden von einer Mittellinie durch den Fuß geleitet, die im Zentrum der Ferse beginnt und zu den Zehenspitzen führt.

Inneres Bild

Die Hände streifen einen warmen Strumpf über den Fuß. Durch diese Streichung wird nicht etwas weggenommen, weggezogen von dem Fuß, sondern er bekommt eine wärmende, atmende Umhüllung.

Die obere Hand umhüllt den Fuß von oben kommend; die untere Hand gibt ihm Stütze.

Beim Verlassen des Fußes an den Zehen schließen sich die Handinnenflächen aneinander wie bei dem Kinderspiel „Taler, Taler, du mußt wandern ..."

Lagerung des Behandelten

Der Behandelte **liegt** in Rückenlage. Bei einem Brett am Fußende darauf achten, daß genügend Platz für die einreibenden Hände vorhanden ist.

Eine Fußeinreibung kann auch bei einem **Sitzenden** durchgeführt werden.

Stand des Einreibenden

Der Einreibende steht in beweglicher Schrittstellung frontal zum Fußende.

Substanzauftragung

Die Substanz wird im Verlauf der ersten an- und abschwellenden Streichung aufgetragen.

Einreibung

In der **Eintauchphase** schmiegen sich die Hände möglichst satt und innig dem Fuß an: Die **rechte Hand** umgreift den Fußrücken so dicht wie möglich unterhalb der Knöchel. Die **linke Hand** paßt sich mit ihrem Daumenballen von unten dem Fußgewölbe an, möglichst nahe der Ferse.

Dieses erste Umgreifen des Fußes ist bereits der Höhepunkt der Eintauchphase.

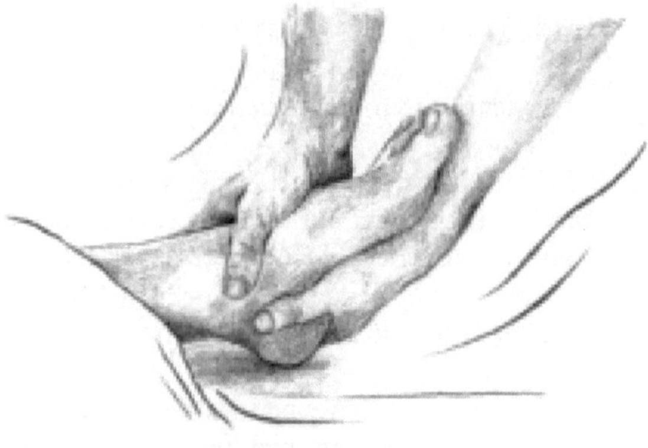

Kontakt-Höhepunkt bei der Streichung am Fuß

Die innerliche Lösung beginnt unmittelbar nach dieser verdichtenden Kontaktaufnahme.

Beide Hände wandern nun weich angeschmiegt, den Fuß ganz umhüllend und wärmend zu den Zehenspitzen, dabei stehen sich die Mittelhände immer gegenüber. Im Verlauf dieser Streichung bewegen sich die Ellenbogen schräg nach hinten und werden dabei weit. Unterarme und Hände drehen dadurch langsam ihre Richtung: die obere, rechte Hand zeigt etwas nach links, die untere nach rechts.

Die Berührungsintensität nimmt bei den Zehenballen nochmals etwas zu. Auf diese Weise können die Zehen bewußt und wärmend begleitet werden.

Abschluß: Wenn die Hände den Fuß bei den Zehenspitzen verlassen, schließen sich ihre Innenflächen aneinander, dadurch erhält der Behandelte ein Bewußtsein seiner Fußlänge.

> An besonders kalten Stellen – z. B. im Gewölbe, an den Zehenballen oder den Zehen – kann innegehalten werden. Die Innenhände **verdichten** dann nochmals bewußt in einem wärmenden Gegenüber, **lösen** und gleiten erst danach weiter.

Wie viele Streichungen im Verlauf einer insgesamt 2–5 Minuten dauernden Fußeinreibung durchgeführt werden, hängt von der Situation des Behandelten ab.

Im Zusammenhang einer Bein- oder Ganzeinreibung werden etwa 2–5 Streichungen durchgeführt.

Fersenkreis

Linker Fuß

Für den rechten Fuß gelten die folgenden Angaben seitenverkehrt.

Kurzbeschreibung

Die äußere, **rechte Hand** hält das Bein mit flacher Hand. Die innere, **linke Hand** umkreist die Ferse. Sie wird dabei von einem Kreis um das Fersenbein (Calcaneus) geleitet, der knapp unterhalb des Knöchels liegt. Die Kreisrichtung verläuft vom Innenknöchel über die Achillessehne zum Außenknöchel und durch das Fußgewölbe wieder zurück zum Innenknöchel.

Inneres Bild

Die Ferse erhält durch diese Einreibung ein wärmendes Käppchen.

Der Kreis um die Ferse folgt im hinteren Teil dem Fersenriemen einer Sandale.

Lagerung des Behandelten

Der Behandelte **liegt** in Rückenlage. Bei einem Brett am Fußende darauf achten, daß genügend Platz für die einreibenden Hände vorhanden ist.

Eine Fußeinreibung kann auch bei einem **Sitzenden** durchgeführt werden.

Stand des Einreibenden

Der Einreibende steht in beweglicher Schrittstellung frontal zum Fußende.

Halten des Fußes

Die rechte Hand untergreift den Unterschenkel oberhalb des Knöchels mit der flachen Hand und hebt den Fuß etwas in die Höhe.

Substanzauftragung

Die Substanz wird von der linken Hand während des ersten Kreises aufgetragen. Meist genügt die restliche Substanzmenge, die nach der vorangegangenen Streichung noch auf der Hand verblieben ist.

Einreibung

Eintauchphase

Die linke Hand taucht mit flachen Fingerbeeren unterhalb des Innenknöchels in Richtung Achillessehne ein (beim Pfeil auf der schematischen Darstellung).

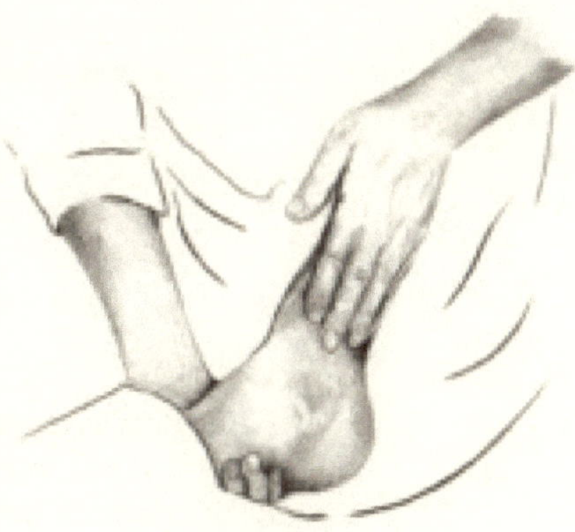

Beginn der Eintauchphase zum Fersenkreis

Dann wandert sie mit zunehmendem Kontakt entlang der Leitlinie um das Fersenbein, bis dieses in der nach oben geöffneten Mittelhand wie in einer Schale liegt. Der Höhepunkt ist erreicht. In diesem Moment kann die einreibende Hand das Gewicht des Beines von der tragenden Hand übernehmen und sie entlasten.

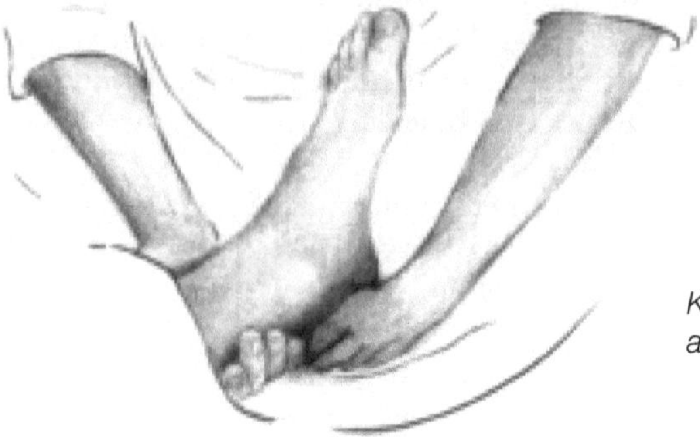

Kontakt-Höhepunkt am Fersenkreis

Lösphase
Nach Beginn der innerlichen Lösung wandert die Hand, flach angeschmiegt und ohne zu kitzeln, entlang der Leitlinie durch das Fußgewölbe.

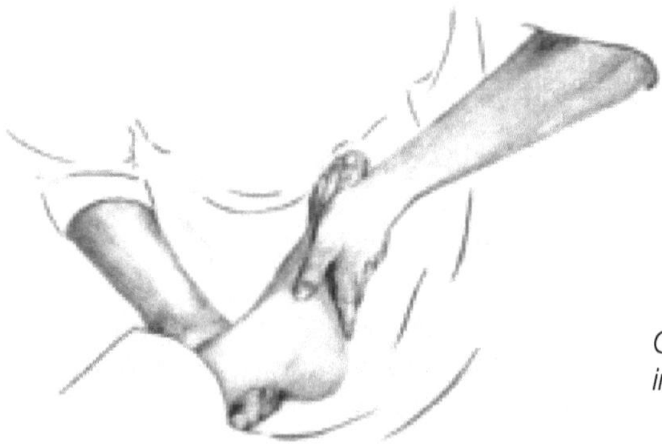

Gelöste Hand im Fußgewölbe

Auf dem weiteren Weg zurück zum Anfangspunkt des Kreises nimmt der Kontakt immer weiter ab bis in die flachen Fingerbeeren.

Innerlich ganz gelöst und ohne den Kontakt mit dem Gewebe zu verlieren (☞ „Lösen, ohne zu verlassen“, Seite 23), dreht die Hand- und Armstellung aus dem Schulterbereich heraus zu einem neuen Eintauchen.

Zum Abschluß löst sich die Hand nach dem letzten Fersenkäppchen bei ihrem Anfangspunkt vom Gewebe.

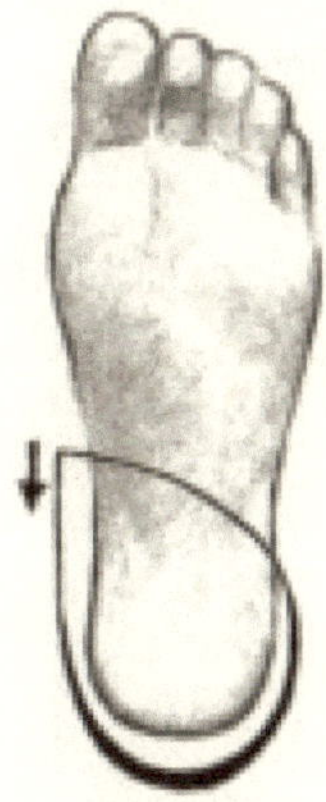

Schema Fersenkreis

Wiederholung

Wie viele Fersenkäppchen im Verlauf einer insgesamt 2–5 Minuten dauernden Fußeinreibung durchgeführt werden, hängt von der Situation des Behandelten ab.

Im Zusammenhang einer Bein- oder Ganzeinreibung werden etwa 3–5 Fersenkäppchen durchgeführt.

Knöchelkreise

Kurzbeschreibung

Beide Hände beschreiben mit den Fingern gleichzeitig Kreise um den Innen- und Außenknöchel, die an der Achillessehne beginnen und über den Fußrücken führen.

Die Daumen liegen nebeneinander auf dem Fußrücken.

Inneres Bild

Mit diesen Kreisen möchten wir den Bereich an der Achillessehne lockern und beleben.

Auf der „Straße" zwischen den Fingern kann ein Wärmestrom zu den ruhenden Daumen und weiter zu den Zehen fließen. Dadurch wird die Verbindung zum Fuß verstärkt (inkarnierende Wirkung).

Lagerung des Behandelten

Der Behandelte **liegt** in Rückenlage. Bei einem Brett am Fußende darauf achten, daß genügend Platz für die einreibenden Hände vorhanden ist.

Eine Fußeinreibung kann auch bei einem **Sitzenden** durchgeführt werden.

Stand des Einreibenden

Der Einreibende steht in beweglicher Schrittstellung frontal zum Fußende.

Substanzauftragung

Die Substanz wird während des ersten Kreises aufgetragen. Meist genügt die Substanzmenge, die nach der vorherigen Streichung noch an den Händen verblieben ist.

Einreibung

Beide Hände **tauchen** mit flachen Fingerbeeren zwischen der Achillessehne und den Knöcheln ein (bei den Pfeilen auf der schematischen Darstellung) und umwandern die Knöchel. Dabei verdichten sie, greifen das Gewebe auf und führen es auf dem Weg entlang der Leitlinien bis zum Höhepunkt oberhalb der Knöchel (Rist).

Nun beginnen sie innerlich mit der **Lösung** und wandern weiter auf ihren Kreisen zum Fußrücken. Auf diesem Weg lassen sie eine ungefähr fingerbreite „Straße" zwischen sich frei, geben dabei langsam den aufgegriffenen Strom ab und schicken ihn in Richtung Mittelfuß.

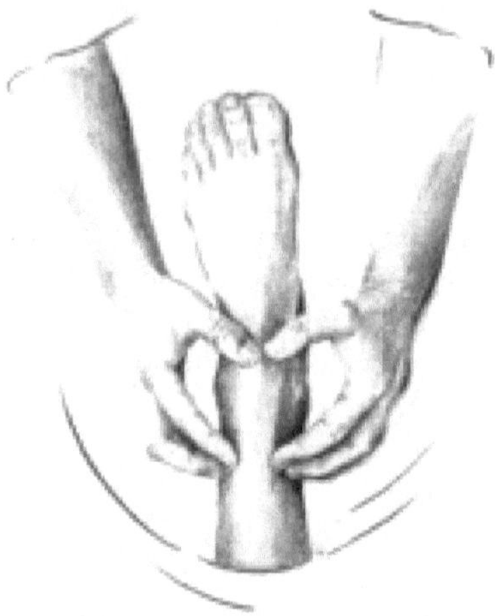

Ende der Eintauchphase bei den Knöchelkreisen

Danach schwingen sie in gelöstem Rund weiter um die Knöchel bis zurück zur Achillessehne. Nun kann ein neues Eintauchen beginnen.

Geendet wird auf dem Fußrücken, nachdem die Finger den Strom in Richtung Zehen abgegeben haben.

Wiederholung

Wie viele Knöchelkreise im Verlauf einer insgesamt 2–5 Minuten dauernden Fußeinreibung durchgeführt werden, hängt von der Situation des Behandelten ab.

Im Zusammenhang einer Bein- oder Ganzeinreibung werden 2–5 Knöchelkreise durchgeführt, bei kalten Füßen eventuell auch mehr.

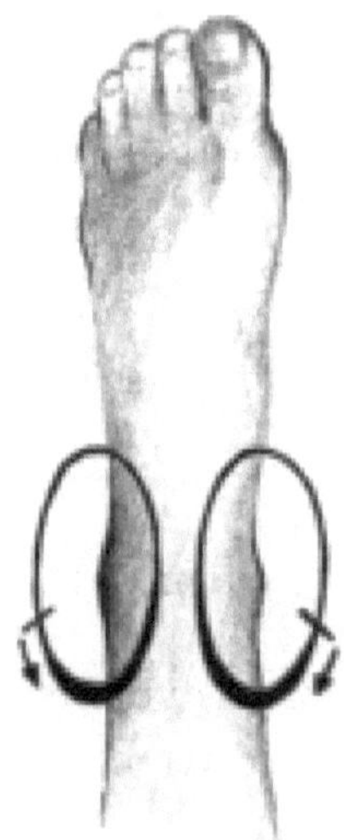

Schema Knöchelkreise

Abstrich an der Fußsohle

Linker Fuß

Für den rechten Fuß gelten die folgenden Angaben seitenverkehrt.

Kurzbeschreibung

Die innere, linke Hand beschreibt mit weichem Daumenballen einen Abstrich durch das Längsgewölbe, entlang einer Mittellinie, die von der zweiten Zehe zur Ferse verläuft. Die äußere, rechte Hand liegt auf dem Fußrücken.

Wirkung

Dieser Abstrich setzt einen „Schlußpunkt" an das Ende jeder Fußeinreibung. Der Behandelte wird dadurch „aufgeweckt". Er bekommt dadurch das Gefühl des „Auf-den-Füßen-stehen-Könnens" vermittelt, seine innere Aufrichtekraft wird angesprochen.

Inneres Bild

Die Hand beginnt auf dem Zehenballen wie auf einem Berg, der weitere Abstrich führt durch das Tal des Längsgewölbes wieder auf den Berg des Fersenballens.

Lagerung des Behandelten

Der Behandelte **liegt** in Rückenlage. Bei einem Brett am Fußende darauf achten, daß genügend Platz für die einreibenden Hände vorhanden ist.
Eine Fußeinreibung kann auch bei einem **Sitzenden** durchgeführt werden.

Stand des Einreibenden

Der Einreibende steht in beweglicher Schrittstellung frontal zur Längsseite des Bettes.

Substanzauftragung

Meist genügt die Substanz, die sich durch die vorangegangene Streichung am Fuß befindet. Falls nicht, wird eine kleine Substanzmenge im Verlauf des ersten Abstriches aufgetragen.

Einreibung

Die **rechte Hand** liegt weich angeschmiegt und ohne Druck auf dem Fußrücken.

Die **linke Hand taucht** zart mit entspanntem, weichem Daumenballen auf dem Ballen unterhalb der zweiten Zehe ein und verdichtet an dieser Stelle.

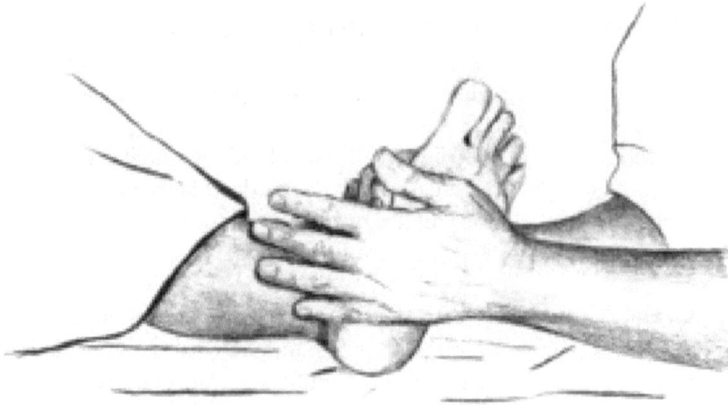

Beginn der Eintauchphase beim Sohlen-Abstrich

Nach Beginn der innerlichen Lösung gleitet der Daumenballen mit nachlassender Intensität durch das Fußgewölbe bis zum Ende des Fersenballens. Dort löst er sich von der Ferse.

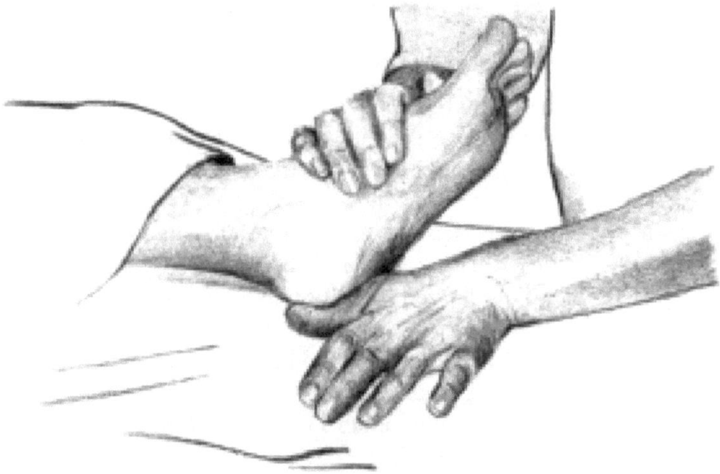

Hand am Ende des Sohlen-Abstriches

Im Verlauf des Abstriches dreht die **Handstellung:** Beim Eintauchen ist die Handfläche parallel zur Fußsohle gerichtet, am Ende liegt sie flach auf der Unterlage.

Wiederholung

Wie viele Abstriche im Verlauf einer insgesamt 2–5 Minuten dauernden Fußeinreibung durchgeführt werden, hängt von der Situation des Behandelten ab.

Im Zusammenhang einer Bein- oder Ganzeinreibung werden 2–5 Abstriche durchgeführt. Wenn die weckende, inkarnierende Wirkung verstärkt werden soll, können sie auch öfter erfolgen.

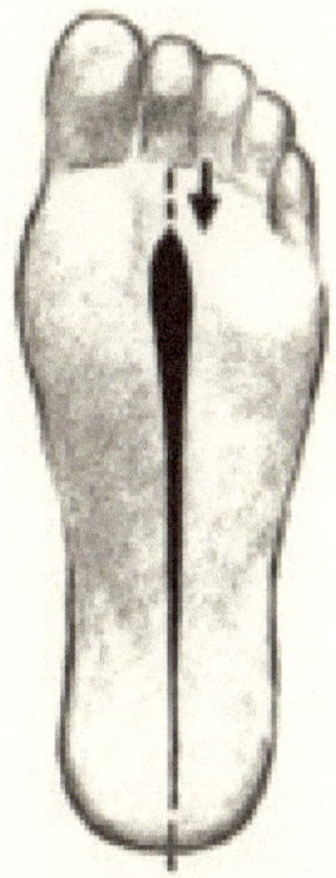

Schema Abstrich an der Fußsohle

Armeinreibung

Die Arme weisen in vieler Hinsicht **entgegengesetzte Eigenschaften zu den Beinen** auf. Sie sind befreit von der Auseinandersetzung mit der Schwere, dadurch besitzen sie vom Schultergelenk bis zu den Fingern beinahe unendliche Bewegungsmöglichkeiten. Sie können geben und nehmen, streicheln und schlagen, tasten und klopfen, werfen und fangen, abweisen und umarmen.

Besonders die **Hände** sind vielfältig, beinahe **universal verwendbar.** Mit ihnen können wir ein Werkzeug handhaben, ein Handwerk ausüben. Arme und Hände begleiten unsere Sprache und bilden sprechende Gebärden, durch die wir seelische Regungen und Stimmungen ausdrücken können.

Die Arme können als **Bild der menschlichen Freiheit** betrachtet werden. Durch sie haben wir die Möglichkeit, etwas zu ergreifen und frei in der Welt zu handeln.

Aus der Bewegungsfreiheit im Schulterbereich ist das Bild der Schwingen, einer beflügelten Stimmung, entstanden. Am Schulterblatt, das alle Bewegungen des Armes mitmacht, befindet sich in der darstellenden Kunst bei den Engeln der Flügelansatz.

Ablauf

Bei einer Armeinreibung wird zuerst die Hand mit zart an- und abschwellenden Streichungen eingerieben. Darauf folgt eine Unter- und Oberarmeinreibung, und zum Abschluß werden einige Wärmekreise um das Schultergelenk durchgeführt.

Wirkung

Eine rhythmische Armeinreibung unterstützt, zusätzlich zu der allgemein belebenden und harmonisierenden Wirkung jeder Rhythmischen Einreibung, die Aufbaukräfte im Menschen. Dies ergibt sich aus einem Vortrag, den Rudolf Steiner vor Ärzten hielt und in dem er auf die unterschiedlichen Wirkungen einer Bein- oder Armmassage aufmerksam macht (vergleiche Beineinreibung, Seite 46f.):

„Findet man, daß der Mensch innerlich organisch an Stoffwechselstörungen leidet, ... die sich etwa darauf beziehen, daß seine Nahrung nicht ordentlich in den Körper sich einfügt oder daß die Verarbeitung dieser Nahrung in dem Aufbauprozesse sich nicht ordentlich vollzieht, kurz, daß der nach innen gehende Stoffwechsel nicht in Ordnung ist, dann kann in gewissen Fällen – man muß natürlich jetzt Detailkenntnisse haben, um das in der richtigen Weise zu sehen – die Arm- und Händemassage eine Hilfe sein. Sie beruht darauf, daß man das Geistig-Seelische durch den Grad von Bewußtheit, den man durch die Massage hervorbringt, in seiner Wirksamkeit unterstützt.“ (In: Physiologisch-Therapeutisches auf Grundlage der Geisteswissenschaft, 9.10.1920.)

Anwendungsmöglichkeiten

- Als Einschlafhilfe: mit Lavendelöl oder Solum Öl®
- Zur Anregung der Aufbaukräfte: mit Schlehenblütenöl
- Sensibilitätsstörungen oder Lähmungserscheinungen, z. B. nach einem Schlaganfall (Apoplex); Sensibilitätsstörungen und Lymphstau nach der Entfernung von Lymphknoten in der Achselhöhle: mit Arnikaöl oder Schlehenblütenöl. Auch den nicht betroffenen Arm behandeln.
- Bei Asthma bronchiale, hier wird besonders der Oberarm weitend eingerieben
- Im Zusammenhang einer Ganzeinreibung.

Kontraindikationen

- Hautverletzungen oder nässende Hauterkrankungen an den Armen.

Vorsicht

- Akut entzündete, schmerzhafte Hand-, Ellbogen- oder Schultergelenke
- Starke Stauung im Arm, verursacht z. B. durch geschwollene Lymphknoten in der Achselhöhle
- Krebserkrankung im Arm oder in der Achselhöhle
- Patienten mit Herzbeschwerden oder Beklemmungen im Brustbereich. Hier darf insbesondere am Unter- und Oberarm keinesfalls strömungsanregend oder gar schiebend eingerieben werden.

In allen diesen Situationen **sehr leicht, umhüllend und weitend einreiben** (☞ Griffqualität, Seite 30f.).

Der Behandelte muß die Berührung als wohltuend erleben.

Dauer

Die Einreibung eines Armes dauert etwa 5 Minuten.

Nachruhe

Je nach Situation 10–20 Minuten.

Handeinreibung

Oft geben wir uns zu Beginn einer Begegnung die Hand, ein erster Kontakt entsteht. Bei einer Armeinreibung reiben wir zuerst die Hand ein, dadurch wird eine erste, respektvolle und freilassende Kontaktaufnahme möglich.

Im **Zentrum des Handtellers** befindet sich eine Stelle, die Norbert Glas in seinem Buch „Die Hände offenbaren den Menschen“ als einen der „wichtigsten Ichpunkte des Menschen“ bezeichnet. Hier kreuzt sich oft eine unserer schräg verlaufenden Handlinien mit der unteren Querlinie. Es ist ein sehr empfindlicher und empfindsamer Bereich. Glas schreibt, daß Blinde manchmal durch ihn ihre Umgebung wahrnehmen können.

An diesen Stellen wurde Christus ans Kreuz genagelt.

Kurzbeschreibung

Beide Hände streichen zart an- und abschwellend über die Hand, von der Handwurzel bis zu den Fingerspitzen. Die Hand, die näher am Behandelten ist, streicht über die Handinnenfläche, die ihm fernere Hand über den Handrücken. Die Daumen treffen sich mit dem Daumen des Behandelten auf der gleichen Seite.

Die Hände passen sich bei dieser Streichung der Position der einzureibenden Hand an.

Inneres Bild

Durch diese Streichung streifen wir über die Hand des Behandelten einen warmen Handschuh, der an den Fingerspitzen abschließt. Die Hand bekommt dadurch eine atmende Umhüllung.

Die Hand des Behandelten gleitet durch unsere einreibenden Hände wie bei dem Spiel „Taler, Taler, du mußt wandern ...“

Anwendungsmöglichkeiten

- Degenerative Gelenkerkrankungen (z. B. Arthrose), chronische Arthritis, rheumatische Beschwerden, Schmerzen oder Schwellungen nach Operationen oder stumpfen Verletzungen, wetterabhängige Schmerzen: je nach Situation des Behandelten z. B. mit Zinn-Salbe, WELEDA-Rheumasalbe®, Solum Öl®, Arnikasalbe oder Arnikaöl, Johanniskrautöl oder einer „Sportsalbe“
- Zu Beginn einer Armeinreibung.

Kontraindikationen

- Hautverletzungen oder nässende Hauterkrankungen an den Händen.

Vorsicht

- Akut entzündete, schmerzhafte Hände.

In dieser Situation **sehr leicht, umhüllend und weitend einreiben** (☞ Griffqualität, Seite 30f.).

Der Behandelte muß die Berührung als wohltuend erleben.

Lagerung des Behandelten

Der Behandelte liegt auf dem Rücken. Der einzureibende Arm liegt entspannt neben ihm.

Stand des Einreibenden

Der Einreibende steht in beweglicher Schrittstellung an der einzureibenden Seite neben dem Bett.

Substanzauftragung

Die Substanzauftragung erfolgt mit einer kleinen Substanzmenge während der ersten Streichung.

Rechte Hand

Für die linke Hand gelten die folgenden Angaben seitenverkehrt.

Einreibung

Die einreibenden Hände **tauchen** gleichzeitig mit den eigenen Handwurzeln ganz sanft bei der Handwurzel des Behandelten ein, die **rechte Hand** an der Handinnenfläche, die **linke Hand** am Handrücken. Dann gleiten sie mit zunehmendem Kontakt weich angeschmiegt weiter. Der Höhepunkt der Verdichtung ist erreicht, wenn sich die Mittelhand des Behandelten zwischen den einreibenden Mittelhänden befindet.

Nach Beginn der innerlichen Lösung wandern sie – ohne zu ziehen – weiter, die einreibenden Mittelhände stehen sich dabei weiterhin immer gegenüber. Um die Hand des Behandelten in ihrer gesamten Breite vom Daumen bis zum kleinen Finger ganz umhüllen zu können, sind die Finger der einreibenden Hände locker gespreizt.

Abschluß: Sobald die Fingerspitzen des Behandelten durch die einreibenden Hände hindurchgeglitten sind, schließen sich deren Handflächen aneinander. Dadurch bekommt der Behandelte das Gefühl der Abgeschlossenheit und Begrenzung seiner eigenen Hand.

Wiederholung

Eine Streichung der Hand wird etwa 2- bis 5mal durchgeführt.

Durchführungsvariante

Die Hand des Behandelten liegt mit ihrer Mittelhand auf der Mittelhand des Einreibenden. Die andere Hand des Einreibenden legt sich – ebenfalls mit ihrer Mittelhand – darauf. Nun bewegen sich die einreibenden Mittelhände behutsam verdichtend aufeinander zu und lösen wieder, und durchwärmen auf diese Weise die eingeriebene Hand.

Unter- und Oberarmeinreibung

Ablauf

Unter- und Oberarm werden in **drei Teilschritten** eingerieben:

Zuerst werden die Kleinfingerseite des Unterarmes und die Innenseite des Oberarmes eingerieben, dann die Daumenseite des Unterarmes und zum Schluß das Ellenbogengelenk und die Außenseite des Oberarmes.

Armmuskeln und Leitlinien

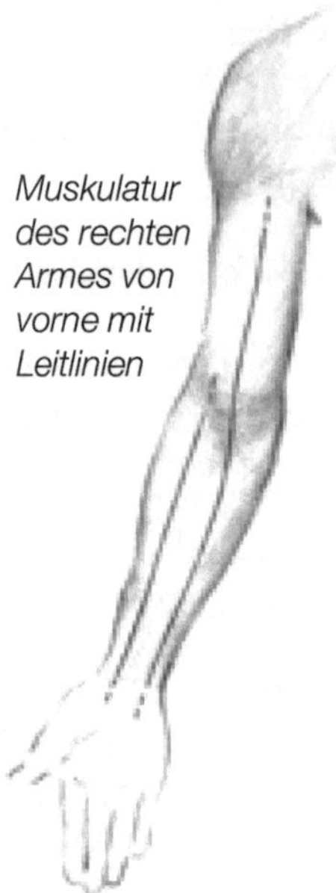

Muskulatur des rechten Armes von vorne mit Leitlinien

Am Unterarm unterscheiden wir zwei Gruppen von Beugermuskeln. Die eine beginnt an der Kleinfingerseite, die andere an der Daumenseite des Handgelenks. Beide ziehen über die Innenseite des Unterarmes zur Ellenbeuge. Ihre Mittellinien sind Leitlinien für die Unterarmeinreibung.

Am Oberarm gibt es ebenfalls zwei Leitlinien: der Zweiköpfige Oberarmmuskel (Zweiköpfiger Armbeuger, Muskulus biceps brachii), von der Ellenbeuge bis zur Vorderseite des Schultergelenkes, ist Leitlinie für die Einreibung der Innenseite, der Dreiköpfige Oberarmmuskel (Dreiköpfiger Armstrecker, Musculus triceps brachii), vom Ellbogengelenk zum Schulterblatt, für die Außenseite.

Arme und Beine stehen in mancher Beziehung polar zueinander. Dies zeigt sich auch bei der Einreibung: die Leitlinien des Unterarms liegen – anders als beim Unterschenkel – an dessen Oberseite. Die einreibenden Hände tauchen dementsprechend in Pronationsstellung ein (mit nach unten geöffneter Handfläche) und nicht in Supinationsstellung (vergleiche Wadeneinreibung, Seite 50f.).

Anwendungsmöglichkeiten

- Der Ellbogenkreis kann bei degenerativen Gelenkerkrankungen (z. B. Arthrose), chronischer Arthritis, rheumatischen Beschwerden, Schmerzen oder Schwellungen nach Operationen oder stumpfen Verletzungen, wetterabhängigen Schmerzen angewendet werden: je nach Situation des Behandelten z. B. mit Zinn-Salbe, WELEDA-Rheumasalbe®, Solum Öl®, Arnikasalbe oder Arnikaöl, Johanniskrautöl oder einer „Sportsalbe“
- Als Teil einer Armeinreibung.

Kontraindikationen

- Hautverletzungen oder nässende Hauterkrankungen an den Armen.

Vorsicht

- Akut entzündete, schmerzhafte Ellbogengelenke.

In dieser Situation **sehr leicht, umhüllend und weitend einreiben** (☞ Griffqualität, Seite 30f.).

Der Behandelte muß die Berührung als wohltuend erleben.

Unterarm-Kleinfingerseite und Oberarm-Innenseite (Biceps-Muskel)

Der Arm wird in **Supinationsstellung** eingerieben, d.h. der Handteller ist nach oben geöffnet. In dieser Position liegen die beiden Unterarmknochen Elle (Ulna) und Speiche (Radius) und die entsprechenden Muskeln parallel zueinander.

Kurzbeschreibung

Die Hand, die dem Behandelten ferner ist, hebt den Unterarm etwas in die Höhe. Die ihm nähere Hand folgt der Leitlinie an der Kleinfingerseite mit aufwärtswandernden Kreisen und wandert danach mit einer kurzen Streichung auf den Biceps-Muskel.

Inneres Bild

Wenn beide Hände gleichzeitig ihre aufwärtsströmenden Kreise ausführen würden, entstünde eine Bewegung wie bei einem Springbrunnen.

Die einreibende Hand überquert die Ellenbeuge wie auf einer geschwungenen Brücke, die den Unterarm mit dem Biceps-Muskel verbindet.

Lagerung des Behandelten

Der Behandelte liegt auf dem Rücken.

Stand des Einreibenden

Der Einreibende steht in beweglicher Schrittstellung an der einzureibenden Seite neben dem Bett.

Rechter Arm

Für den linken Arm gelten die folgenden Angaben seitenverkehrt.

Halten des Armes

Die linke Hand des Einreibenden nimmt den Unterarm des Behandelten und hält ihn mit flacher Hand. Dessen Hand liegt auf dem Unterarm des Einreibenden. Beide Handgelenke befinden sich auf gleicher Höhe (☞ Einreibung der Unterarm-Daumenseite, Abbildung auf Seite 88).

> Wenn wir den Arm des Behandelten sicher und für ihn bequem halten, kann er eher loslassen. Dies fällt gerade beim Arm oft schwer.

Substanzauftragung

Die Substanz wird mit der rechten Hand in einer zweimal an- und abschwellenden Streichung entlang der Leitlinie des Unter- und Oberarmes aufgetragen.

Einreibung

Die rechte Hand **taucht** mit flachen Fingerbeeren hinter dem Kleinfingerballen an der Leitlinie ein.

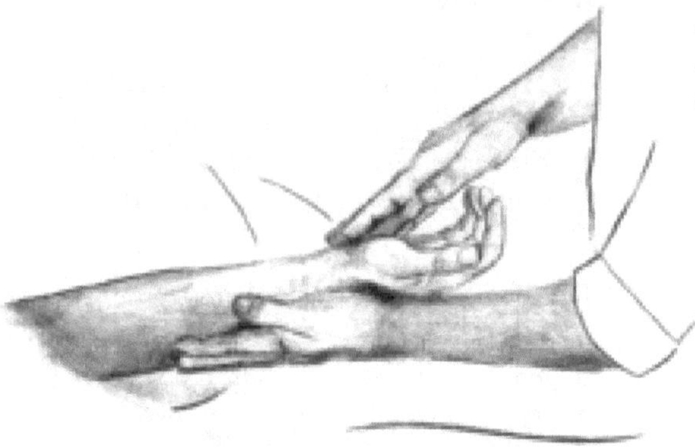

Beginn der Eintauchphase am Unterarm

Dann folgt sie der Leitlinie mit zunehmendem Kontakt bis in die ganze Hand.

Nach Beginn der innerlichen Lösung beginnt sie zu lösen und folgt der Leitlinie noch ein kleines Stück. Dann schwingt sie mit immer weiter abnehmendem Kontakt im Rund über die Kleinfingerseite des Unterarmes zurück zum Ausgangspunkt des Kreises auf der Leitlinie.

Meist **taucht** sie an der Leitlinie nochmals ein, **löst** und beschreibt wiederum einen gelösten Kreis. Dies kann noch ein drittes Mal wiederholt werden.

Auf diese Weise werden am Unterarm etwa 2 Kreise durchgeführt.

Danach **taucht** die Hand an der Leitlinie noch einmal kurz ein, **löst** und überquert die Ellenbeuge.

Auf dem Biceps-Muskel **taucht** sie ein letztes Mal ein. Die Mittelhand schmiegt sich sanft verdichtend wie eine Schale dessen Muskelbauch an und **löst** sich danach vom Gewebe – innerlich den Strom weitergebend in Richtung Schultergelenk.

> Diese Einreibung darf nur wenig strömend, keinesfalls schiebend durchgeführt werden.

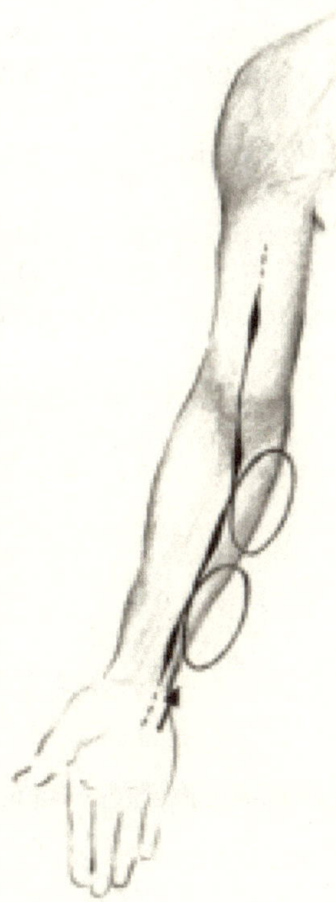

Wiederholung

Wie oft diese Teileinreibung im Verlauf einer insgesamt etwa 5 Minuten dauernden Armeinreibung durchgeführt wird, hängt von der Situation des Behandelten ab.

Im Zusammenhang einer Ganzeinreibung wird sie 1- bis 2mal durchgeführt.

Durchführungsvariante

Eine **einfache Art der Einreibung** könnte sein, den Leitlinien – wie bei der Substanzauftragung – mit einer zweimaligen, sehr zart an- und abschwellenden **Streichung** bis zum Oberarm zu folgen.

Schema Einreibung der Kleinfingerseite des Unterarmes und der Innenseite des Oberarmes

Unterarm-Daumenseite

> Der einzureibende Arm befindet sich weiterhin in **Supinationsstellung.**

Kurzbeschreibung

Die Hand, die dem Behandelten näher ist, hält den Unterarm. Die ihm fernere Hand folgt der Leitlinie an der Daumenseite mit aufwärtswandernden Kreisen bis zur Ellenbeuge.

Inneres Bild

Wenn beide Hände gleichzeitig ihre aufwärtsströmenden Kreise ausführen würden, entstünde auch hier eine Bewegung wie bei einem Springbrunnen.

Lagerung des Behandelten

Der Behandelte liegt auf dem Rücken.

Stand des Einreibenden

Der Einreibende steht in beweglicher Schrittstellung an der einzureibenden Seite neben dem Bett.

Rechter Arm

Für den linken Arm gelten die folgenden Angaben seitenverkehrt.

Halten des Armes

Der Unterarm des Behandelten wird nun von der flachen **rechten Hand** des Einreibenden gehalten, seine Hand liegt auf dessen Unterarm.

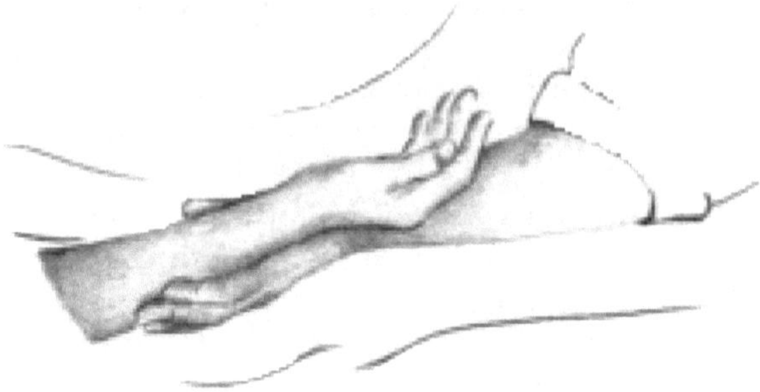

Halten des Armes mit der rechten Hand

Substanzauftragung

Die Substanz wird mit der **linken Hand** in einer einmal an- und abschwellenden Streichung entlang der Leitlinie aufgetragen.

Einreibung

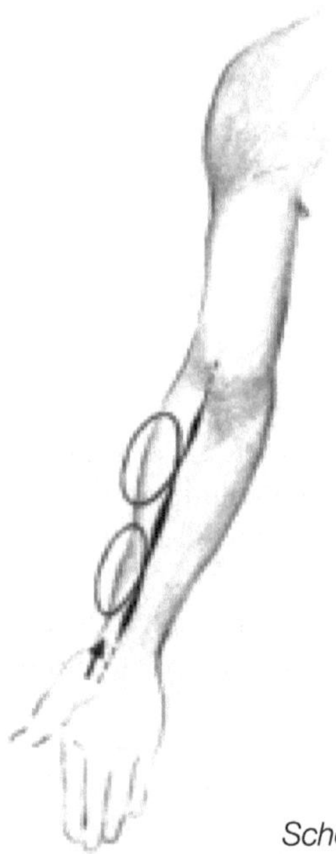

Die linke Hand **taucht** mit flachen Fingerbeeren hinter dem Daumenballen an der Leitlinie ein und folgt ihr mit zunehmendem Kontakt bis in die ganze Hand.

Nach Beginn der innerlichen Lösung folgt sie mit zunehmender Lösung noch ein Stück der Leitlinie und schwingt dann mit abnehmendem Kontakt im Rund über die Daumenseite des Unterarmes zurück zum Ausgangspunkt des Kreises an der Leitlinie.

Hier **taucht** sie eventuell erneut ein, **löst** und beschreibt wiederum ein Rund. Dies kann noch ein drittes Mal wiederholt werden.

Abschluß: Die Hand **taucht** noch einmal an der Leitlinie ein, **löst** und verläßt den Unterarm an der Ellenbeuge, dabei gibt sie den Strom weiter in Richtung Oberarm.

Schema Einreibung der Daumenseite des Unterarmes

> Diese Einreibung darf nur wenig strömend, keinesfalls schiebend durchgeführt werden.

Wiederholung

Wie oft diese Teileinreibung im Verlauf einer insgesamt etwa 5 Minuten dauernden Armeinreibung durchgeführt wird, hängt von der Situation des Behandelten ab.

Im Zusammenhang einer Ganzeinreibung wird sie 1- bis 2mal durchgeführt.

Durchführungsvariante

Eine einfache Art der Einreibung könnte sein, der Leitlinie – wie bei der Substanzauftragung – mit einer sehr zart an- und abschwellenden Streichung zu folgen.

Ellbogengelenk und Oberarm-Außenseite (Triceps-Muskel)

Kurzbeschreibung

Die Hand des Behandelten liegt auf dessen Bauch. Der Einreibende hebt mit der Hand, die dem Behandelten näher ist, den einzureibenden Arm unter dem Ellbogengelenk etwas in die Höhe.

Die ihm fernere Hand kreist um das Ellbogengelenk, danach wandert sie mit einem an- und abschwellenden Streichen auf den Triceps-Muskel.

Lagerung des Behandelten

Der Behandelte liegt auf dem Rücken.

Stand des Einreibenden

Der Einreibende steht in beweglicher Schrittstellung an der einzureibenden Seite neben dem Bett.

Rechter Arm

Für den linken Arm gelten die folgenden Angaben seitenverkehrt.

Halten des Armes

Der Einreibende greift mit seiner **rechten Hand** unter den einzureibenden Arm. Der Bereich oberhalb des Ellbogengelenks ruht auf seiner flachen Hand, der unterhalb davon liegende Bereich auf seinem Unterarm.

Substanzauftragung

Die Substanz wird mit der linken Hand in einer Streichung vom Ellbogengelenk auf den Triceps-Muskel aufgetragen.

Einreibung

Die linke Hand **taucht** mit flachen Fingerbeeren am Ellbogenkreis ein. Dieser Anfangspunkt ist durch den Pfeil auf der schematischen

Darstellung gekennzeichnet. Dann wandert sie mit zunehmendem Kontakt bis zur Ellenbeuge. Hier hat die ganze Hand Kontakt, die innigste Verdichtung liegt – wie bei den meisten Einreibungen – unter der Mittelhand.

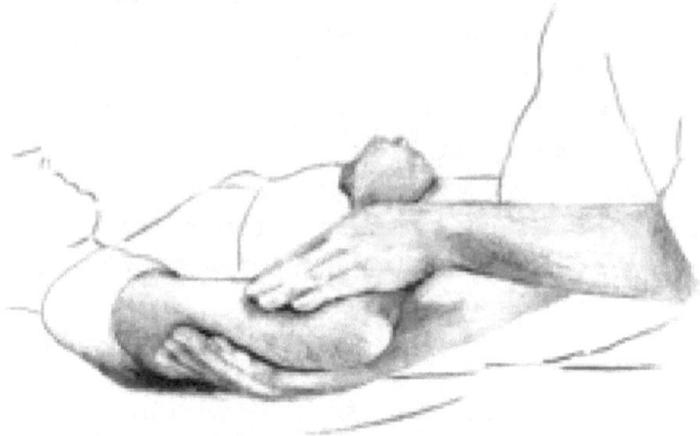

Kontakt-Höhepunkt am Ellbogengelenk

Nach Beginn der innerlichen Lösung umkreist die Hand gelöst das Gelenk bis zurück zum Anfangspunkt.

Dieser Kreis wird noch ein zweites oder drittes Mal durchgeführt.

Danach **taucht** die Hand wie bei den vorhergegangenen Kreisen nochmals ein, **löst** und wandert dann zum Triceps-Muskel. Diesem folgt sie, nochmals **an- und abschwellend,** ein kurzes Stück. Danach löst sie sich vom Gewebe und gibt den Strom weiter in Richtung Schulterblatt.

Wiederholung

Wie oft diese Teileinreibung im Verlauf einer insgesamt etwa 5 Minuten dauernden Armeinreibung durchgeführt wird, hängt von der Situation des Behandelten ab.

Im Zusammenhang einer Ganzeinreibung wird sie 1- bis 2mal durchgeführt.

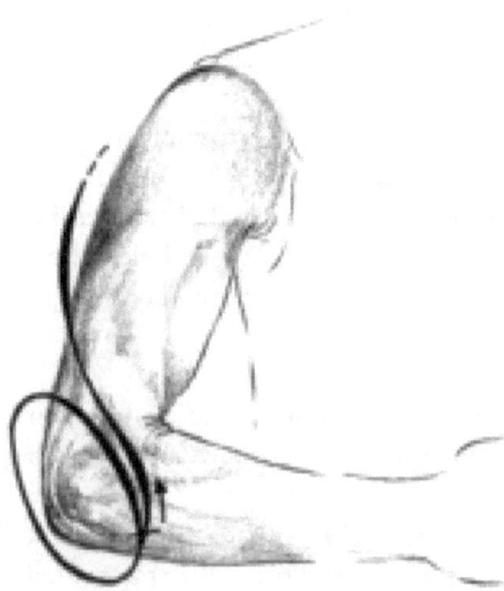

Schema Einreibung des Ellbogengelenkes und der Außenseite des Oberarmes

Durchführungsvariante

Am Oberarm kann statt einer Streichung ein **Rund um den Triceps-Muskel** durchgeführt werden:

Nach dem letzten Ellbogenkreis taucht die Hand an ihrem Anfangspunkt nochmals ein und wandert mit zunehmendem Kontakt auf den Triceps-Muskel. Nach dem innerlichen Lösen schwingt sie in einem gelösten Rund um die Unterseite des Oberarmes zurück zum Anfang des Kreises auf dem Triceps-Muskel. Eventuell führt sie noch einen zweiten Kreis in dieser Art durch. Zum Abschluß taucht sie nochmals an- und abschwellend auf dem Triceps-Muskel ein und löst sich dann, dabei gibt sie den Strom weiter in Richtung Schulterblatt.

Schultereinreibung

Kurzbeschreibung

Beide Hände beschreiben Wärmekreise (**Schulterkäppchen**) um das Schultergelenk und den es umhüllenden Schultermuskel (Dreieckiger Schultermuskel, Musculus deltoideus). Die Hand, die dem Behandelten näher ist, ist immer die **„führende" Hand** und behält den Hautkontakt.

Bei der rechten Schulter verläuft die Kreisrichtung gegen den Uhrzeigersinn, bei der linken Schulter mit diesem.

Wirkung

Durch dieses „Wärmekäppchen" wird das Schultergelenk durchwärmt und belebt. Es entsteht eine Weite und dadurch oft eine vertiefte Atmung.

Inneres Bild

Durch die Abwärtsbetonung an der Rückseite des Oberarmes entsteht beim Behandelten ein Gefühl wie unter einer warmen Rückendusche, oft ist dies mit einer innerlichen, aufrichtenden Gegenbewegung verbunden. Dies Bild kann helfen, die **richtige Kreisrichtung** zu finden.

Das Schultergelenk wird mit einer „kugeligen Vorstellung" eingerieben und bekommt durch die Einreibung ein wärmendes, atmendes Käppchen aufgesetzt.

Anwendungsmöglichkeiten

- Degenerative Gelenkerkrankung (z. B. Arthrose), chronische Arthritis, rheumatische Beschwerden, Schmerzen oder Schwellungen nach Operationen oder stumpfen Verletzungen, wetterabhängige Schmerzen: je nach Situation des Behandelten z. B. mit Zinn-Salbe, WELEDA-Rheumasalbe®, Solum Öl®, Arnikasalbe oder Arnikaöl, Johanniskrautöl oder einer „Sportsalbe"
- Als Teil einer Armeinreibung.

Kontraindikationen

- Hautverletzungen oder nässende Hauterkrankungen an den Schultergelenken.

Vorsicht

- Akut entzündete, schmerzhafte Schultergelenke.

In dieser Situation **sehr leicht, umhüllend und weitend einreiben** (☞ Griffqualität, Seite 30f.).

Der Behandelte muß die Berührung als wohltuend erleben.

Lagerung des Behandelten

Der Behandelte liegt auf dem Rücken. Die Schulter ist frei zugänglich für die einreibenden Hände. Den Arm eventuell mit einem kleinen Kissen etwas hochlagern.

Stand des Einreibenden

Der Einreibende steht in beweglicher Schrittstellung an der einzureibenden Seite neben dem Bett.

> Das Schultergelenk wird **„groß" eingerieben,** d.h. die Wärmekreise umhüllen großzügig das Gelenk mitsamt dem Schultermuskel.

Rechte Schulter

Für die linke Schulter gilt die folgende Beschreibung seitenverkehrt.

Substanzauftragung

Die Substanz wird während des ersten Wärmekreises aufgetragen.

Einreibung

Zur Erleichterung der Beschreibung wird die Vorstellung eines Zifferblattes mit dem Schultermuskel als Mittelpunkt zur Hilfe genommen.

Die Durchführung eines Wärmekreises ist bei der Knieeinreibung auf Seite 58f. genauer beschrieben.

Eintauchphase

Die **rechte Hand** beginnt mit flachen Fingerbeeren bei $5^{\circ\circ}$ am unteren Rand des Schultermuskels, die **linke Hand** mit weicher Handwurzel bei $11^{\circ\circ}$ hinten am Schultergelenk. Dieser Beginn ist durch die Pfeile auf der schematischen Darstellung gekennzeichnet.

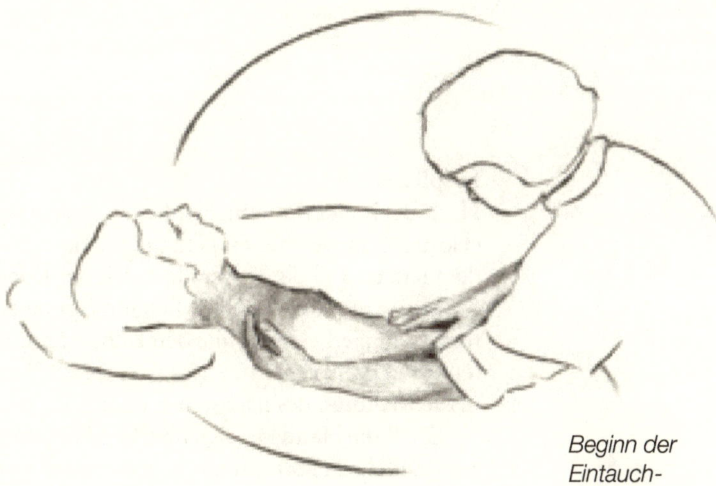

Beginn der Eintauchphase am Schultergelenk

Danach wandert die **rechte Hand** mit zunehmendem Kontakt weiter, bis die Mittelhand bei $3^{\circ\circ}$ an ihrem Kontakt-Höhepunkt angekommen ist. Die **linke Hand** hat in dieser Zeit mit der Mittelhand ihren Kontakt-Höhepunkt bei $9^{\circ\circ}$ erreicht.

Beide Hände liegen nun weich angeschmiegt am Schultermuskel in einem wärmenden Gegenüber.

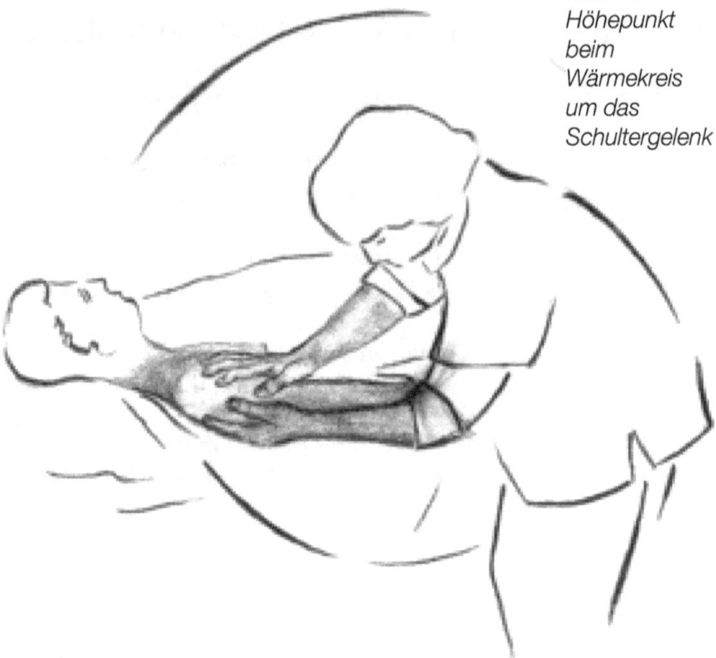

Kontakt-Höhepunkt beim Wärmekreis um das Schultergelenk

Lösphase

Nach Beginn der innerlichen Lösung schwingt die **rechte Hand** mit gelöster, ganz weicher Fingerhand um das Schultergelenk bis $5^{\circ\circ}$. Auf dem letzten Teil des Kreises löst sich der Kontakt immer weiter, bei $5^{\circ\circ}$ hat sie nur noch mit den Fingern Kontakt. Nun dreht sie auf den flachen Fingerbeeren, ohne den Kontakt mit dem Gewebe zu verlieren (☞ „Lösen, ohne zu verlassen“, Seite 23), bis die Finger nach $4^{\circ\circ}$, in die Richtung des nächsten Eintauchens zeigen.

Die **linke Hand** löst sich über den Fingerbereich bei $7^{\circ\circ}$, am unteren Rand des Schultermuskels, vom Gewebe und vollendet den Kreis in der Luft.

Nach diesem Lös-Höhepunkt kann ein neues Eintauchen für einen weiteren Wärmekreis beginnen.

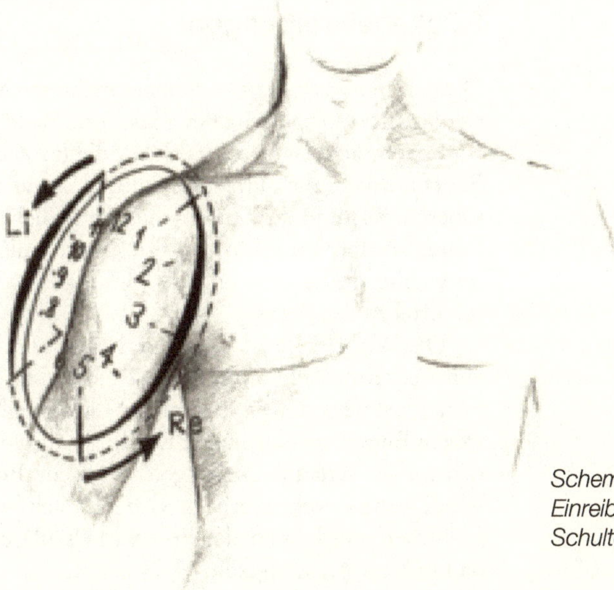

Schema Einreibung des Schultergelenkes

Geendet wird in der Lösphase des letzten Wärmekreises. Nachdem die **linke Hand** bei 7°° das Gewebe verlassen hat, schwingt die **rechte Hand** noch gelöst um das Gelenk und verläßt ebenfalls bei 7°° das Gewebe. Oder sie verläßt bei 1°° den Kreis, wandert ein kurzes Stück in Richtung Schulterblatt und löst sich dann.

Wiederholung

Wie oft ein Schulterkäppchen im Verlauf einer insgesamt etwa 5 Minuten dauernden Armeinreibung durchgeführt wird, hängt von der Situation des Behandelten ab.

Im Zusammenhang einer Ganzeinreibung wird es 2- bis 3mal durchgeführt.

Durchführungsvariante

Als **einfache Variante** kann die linke Hand das Schultergelenk möglichst flächig und „groß" umkreisen. Die Kreisrichtung läuft wie beim Wärmekreis gegen den Uhrzeigersinn, an der Rückseite des Schultermuskels erfolgt jeweils ein An- und Abschwellen.

Rückeneinreibungen

Die Rückenmuskulatur besteht aus mehreren **Muskelschichten,** welche die rückwärtige Seite des Brust- und Bauchraumes bedecken. Es sind hauptsächlich Streckmuskeln, die im Zusammenspiel mit den Bauchmuskeln die aufrechte Haltung sowie die Beweglichkeit des Oberkörpers und der Gliedmaßen ermöglichen. Im oberen Bereich führen sie über die Hals- und Nackenmuskulatur zu unserem Kopf, unten über die Lenden- und Gesäßmuskeln zu den Beinen, im Schultergürtel zu den Armen.

Die Wirbelsäule ist von über 100 unterschiedlich kurzen Rükkenstreckermuskeln umhüllt. Sie ist keine starre, senkrecht stehende Säule, vielmehr schwingt sie in einem beweglichen, **doppelt S-förmigen Bogen** um eine innere Kraftlinie, die vom Hinterhaupt bis zu den Füßen verläuft. Dieser geschwungene Bogen bildet sich beim Kind, wenn es gehen lernt, und ändert sich bei jedem Atemzug: im Einatmen streckt sich die Brustwirbelsäule etwas und unterstützt dadurch die Atemtätigkeit.

Wenn wir entspannt stehen und in uns hineinlauschen, können wir in uns eine **innere Aufrichtefähigkeit** spüren. Diese Willenskraft ermöglicht uns, die Schwere unseres Körpers zu überwinden und aufrecht zu stehen. Dadurch können wir die Mitte finden zwischen einem vorderen, greifbaren Raum und einem hinter uns liegenden, uns unbewußteren Raum.

Durch diese innere Kraft können wir aufrichtig, mit innerem Rückgrat, unseren Standpunkt vertreten.

Beim Verbeugen geben wir unsere Aufrechte freiwillig auf. Damit zeigen wir, daß wir bereit sind, unseren Willen etwas Höherem unterzuordnen, es ist ein Zeichen der Ehrerbietung, der Devotion.

Rückenbeschwerden treten heute immer häufiger und in jüngerem Alter auf. Durch Fehlhaltung, degenerative Abnützungserscheinungen, Bandscheibenschäden oder seelische Belastung kann die Beweglichkeit der Wirbelsäule verlorengehen. Dadurch verspannt sich die Muskulatur, es kommt zu Rückenschmerzen mit einer verkrampften Schonhaltung, die oft zu einer weiteren Verschlimmerung führt.

Einreib-Möglichkeiten

Der Rücken kann – je nach Situation des Behandelten – unterschiedlich eingerieben werden:

Kreise, besonders Wärmekreise, wirken durchatmend und lokkernd auf eine schmerzhaft verkrampfte Muskulatur, ferner beruhigend und harmonisierend.

Abstriche sprechen die innere Aufrichtefähigkeit an und lösen eine innerliche Gegenbewegung, eine Streckung aus, die wiederum zu einer vertieften Einatmung führt. Oft entsteht durch Abstriche ein Wärmestrom bis in die Füße, sie haben eine inkarnierende und den Kopf entlastende, ableitende Wirkung.

Wirkung

Der Rücken hat einen unmittelbaren Bezug zum Rhythmischen System. Er bildet den hinteren Teil des Brustbereichs, der Herz und Lunge umschließt. Die Wirbelsäule bewegt sich in einem rhythmischen Schwung um die innere Aufrechte und ist ihrerseits rhythmisch gegliedert in knöcherne Wirbelkörper und knorpelige Zwischenwirbelscheiben (Disci intervertebrales).

Eine Rhythmische Einreibung des Rückens wird deshalb besonders ausgleichend und harmonisierend auf alle rhythmischen Prozesse in diesem Bereich wirken, auf Herzschlag und Atmung. Außerdem wirkt sie beruhigend und lösend auf jede Art seelischer Bedrängung, indem sie hilft, die eigene Mitte zu finden.

Einhändige Rückeneinreibung

Kurzbeschreibung

Die Größe des einzureibenden Rückens entspricht dem Rückenteil einer hüftlangen, ärmellosen Weste. Die Seitennähte dieser Weste liegen bei den „mittleren Axillarlinien" (von den Achselhöhlen zu den Hüftgelenken).

Jede Rückenseite wird – im allgemeinen von der gleichen Hand – mit abwärtswandernden Kreisen eingerieben. Leitlinien sind die langen Rückenstreckermuskeln (Musculi Erector spinae, Wirbelsäulenaufrichter), die beidseits der Wirbelsäule vom 7. Halswirbelkörper bis zum Kreuzbeinbereich hinunterziehen.

Die nicht einreibende Hand liegt am Oberarm oder an der Schulter des Behandelten, eventuell leicht von vorne stützend.

Wirkung

Durch die kurzen, aneinander anschließenden Abstriche auf den Rückenstreckern wird die innere Aufrichte des Behandelten angesprochen, es entsteht eine inkarnierende und ableitende Wirkung. Durch die Kreise wirkt diese Einreibung außerdem durchwärmend und lockernd.

Inneres Bild

Mit jedem Abstrich tauchen wir in den Strom ein, der vom Hinterhaupt kommt und den Menschen mit dem Kosmos verbindet. Diesen führen wir bis zu seinen Füßen, in die Erde hinunter.

Anwendungsmöglichkeiten

Diese Einreibung läßt sich besonders gut in die Grundpflege integrieren. Da beide Rückenseiten einzeln nacheinander eingerieben werden, kann sie bei Bettlägerigen in Seitenlage durchgeführt werden, sowie bei Menschen, die beim Sitzen eine leichte Unterstützung benötigen.

- Rückenschmerzen, als Einschlafhilfe: z. B. mit Lavendelöl oder Solum Öl®
- Nach der Körperpflege mit einer Körpermilch oder einem Pflegeöl
- Bei bettlägerigen Patienten zur Vorbeugung einer Lungenentzündung (Pneumonieprophylaxe) oder zur Erfrischung beim Umlagern: mit einer atemanregenden, kühlenden Lotion, z. B. Wacholdergeist oder Franzbranntwein oder einem Öl mit atemanregenden Zusätzen, z. B. Eukalyptus (Eucalyptus) oder Pfefferminze (Mentha piperita)
- Zur Vermeidung von Wundliegen (Dekubitusprophylaxe): mit einer hautpflegenden, bindegewebskräftigenden Emulsion, z. B. Gelatum Lappa comp. oder WELEDA-Hauttonikum®, einer pflegenden Körpermilch oder hautpflegenden Salbe
- Als Teil einer Ganzeinreibung.

Um die inkarnierende, ableitende Wirkung zu verstärken, können Rückenabstriche eingeschoben oder zum Abschluß angefügt werden.

Kontraindikationen

- Hautverletzungen oder nässende Hauterkrankungen am Rücken.

Vorsicht

- Schmerzhafte Stellen oder eine Krebserkrankung im Rückenbereich.

In diesen Situationen **sehr leicht, umhüllend und weitend einreiben** (☞ Griffqualität, Seite 30f.).

Der Behandelte muß die Berührung als wohltuend erleben.

Dauer

Im Zusammenhang einer Ganzeinreibung wird jede Seite 1- bis 2mal eingerieben.

Bei einer einzelnen Rückeneinreibung – je nach Situation des Behandelten und verwendeter Substanz – auch öfter.

Nachruhe

Je nach Situation des Behandelten 5–15 Minuten.

Lagerung des Behandelten

Ein im Bett, am Bettrand oder auf einem Stuhl **sitzender Behandelter** legt für eine entspannte Haltung seine Unterarme locker auf ein Kissen, das auf seinen Oberschenkeln liegt, oder auf einen vor ihm stehenden Tisch in einer für ihn bequemen Höhe. Um im Bett – z.B. im Zusammenhang einer Ganzeinreibung – möglichst entspannt aufsitzen zu können, kann er die Knie leicht anwinkeln.

Bei einem **auf dem Bauch liegenden Behandelten** liegen dessen Arme locker neben dem Körper oder im Schultergelenk abgespreizt. Die Nacken- und Schultermuskulatur sollte möglichst entspannt sein. Der Kopf ist zur Seite gedreht oder mit einem kleinen Kissen unter der Stirn abgestützt. Bei einem Hohlkreuz eventuell ein Kissen unter den Bauch geben.

Bei einem **in Seitenlage liegenden Behandelten** ergibt sich die Lagerung aus der Situation.

Stand des Einreibenden

Bei einem sitzenden Behandelten steht der Einreibende in beweglicher Schrittstellung ungefähr in Höhe seiner Oberschenkel neben ihm und kann auf diese Weise Blickkontakt zu ihm haben.

Im allgemeinen werden beide Rückenseiten von der gleichen Seite aus eingerieben, je nach Situation kann der Stand und damit die Hand jedoch auch gewechselt werden. Bei einer Ganzeinreibung steht der Einreibende an der linken Bettseite.

Bei einem liegenden Behandelten ergibt sich der Stand aus dessen Lage.

Substanzauftragung

Die Substanz wird mit einer Streichung entlang einer Mittellinie auf der jeweiligen Rückenseite aufgetragen.

Damit die Substanz bis in die Kreuzbeingegend reicht, wird mit einer „hohlen“ Hand unterhalb des Schulterblattes begonnen und erst allmählich der volle Kontakt mit der flach angeschmiegten Hand aufgenommen. Um auch in den Flanken genügend Substanz zu haben, kann noch eine zweite Substanzauftragung entlang den „Seitennähten der Weste“ erfolgen.

> Bei einer **seitlichen Verkrümmung (Skoliose) der Wirbelsäule** folgt die Hand nicht der verkrümmten Wirbelsäule, sondern führt die Abstriche **längs einer ideellen, urbildhaft geraden Wirbelsäule** aus. Dabei überquert sie weich die tatsächliche Wirbelsäule.

Einreibung der rechten Rückenseite

Diese Beschreibung gilt für einen im Bett sitzenden Behandelten, z.B. bei einer Ganzeinreibung.

Die rechte Hand **taucht,** innerlich vom Hinterhaupt her kommend, mit der Kleinfingerkante weich neben dem 7. Halswirbelkörper an der Leitlinie ein. Im Abwärtswandern nimmt der Kontakt zu bis zur vollen Hand, die **Verdichtung** findet **unter der Mittelhand** statt.

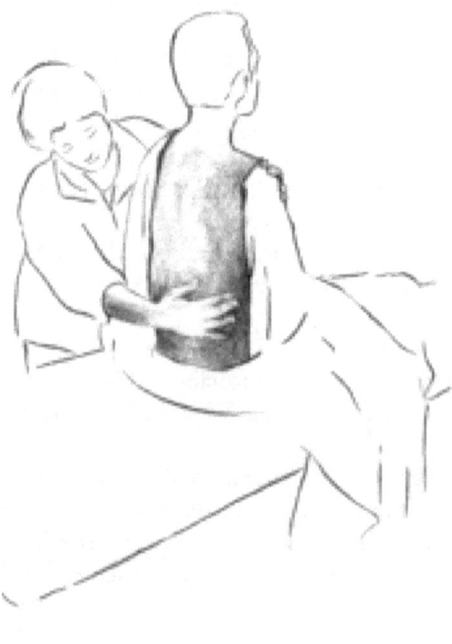

Hand in der Flanke bei einer Ganzeinreibung

Nach dem Höhepunkt der Verdichtung **beginnt die innerliche Lösung.** Die Hand folgt noch ein Stück weit der Leitlinie. Dann schwingt sie – ganz gelöst und doch mit vollem Kontakt – in einem Rund um das Schulterblatt zurück zum Ausgangspunkt des Kreises auf der Leitlinie.

Mit einem neuen Verdichtungsimpuls **taucht** die Hand wieder auf dem Rückenstrecker zu einem kurzen Abstrich ein, **löst** und schwingt nun gelöst in einem großzügigen Rund in die Flanke und wieder zurück zur Leitlinie.

> Die **einreibende Hand** darf in der Flanke weder kitzeln noch in Richtung zum Kopf „hinaufschieben", sie muß deshalb **vollständig gelöst** sein. Eine Hilfe dazu ist eine annähernd horizontale Stellung von Hand und Unterarm und, wie bei jeder Einreibung, ein genügend großer Abstand zur einzureibenden Körperstelle.

Auf diese Weise werden etwa 4–6 Kreise durchgeführt. Der **unterste Kreis** liegt so tief wie möglich im Lendenbereich.

Geendet wird mit einem kurzen Abstrich in Richtung Steißbein.

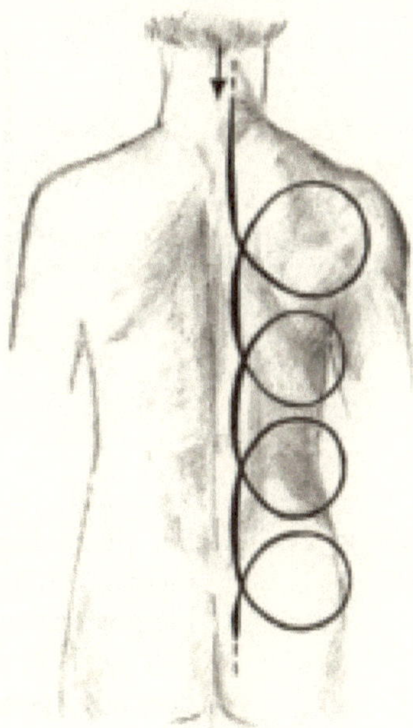

Schema Einreibung der rechten Rückenseite

Einreibung der linken Rückenseite

Sie erfolgt entsprechend der rechten Seite.

Damit die Mittelhand in der Flanke weich angeschmiegt und ohne abgeknicktes Handgelenk einreiben kann, ist es notwendig, den **eigenen Stand** bis beinahe zu den Knien des Behandelten zurückzuverlagern.

> Die **Abstriche entlang der Rückenstrecker** werden auf dieser Rückenseite durch die **Fingerhand** durchgeführt. Sie sollen vom Behandelten jedoch als **ebenso dicht und warm** erlebt werden wie die Abstriche durch die Mittelhand auf der anderen Rückenseite.

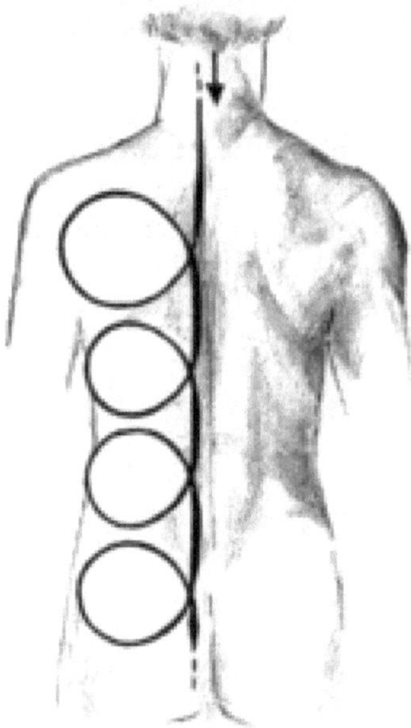

Schema Einreibung der linken Rückenseite

Durchführungsvarianten

Bei einem **liegenden Behandelten** taucht die einreibende Hand meist mit weicher Handwurzel ein und zeigt während der Einreibung weitgehend zu seinem Kopf. Die Richtung der Hand ergibt sich aus dem eigenen Stand, der Lagerung des Behandelten sowie dessen Körperform.

Das **erste Rund** kann bereits den **Nacken-Schulter-Bereich** umschließen, z. B. bei Verspannungen in diesem Gebiet.

Zweihändige Rückeneinreibung mit gegenläufigen Kreisen

Kurzbeschreibung

Die Größe des einzureibenden Rückens entspricht auch hier dem Rückenteil einer hüftlangen, ärmellosen Weste. Die Seitennähte dieser Weste liegen bei den „mittleren Axillarlinien“ (von den Achselhöhlen zu den Hüftgelenken).

Beide Rückenseiten werden von beiden Händen gleichzeitig mit abwärtswandernden Kreisen eingerieben.

Leitlinien sind die langen Rückenstreckermuskeln (Musculi Erector spinae, Wirbelsäulenaufrichter), die beidseits der Wirbelsäule vom 7. Halswirbelkörper bis zum Kreuzbeinbereich hinunterziehen.

Wirkung

Diese Rückeneinreibung wirkt ebenfalls lockernd, entspannend und durchwärmend sowie inkarnierend und für den Kopf ableitend. Da beide Rükkenseiten gleichzeitig eingerieben werden, ist die Wirkung noch umfassender und intensiver.

> Bei einer **seitlichen Verkrümmung (Skoliose)** der Wirbelsäule folgen die einreibenden Hände nicht der verkrümmten Wirbelsäule, sondern führen die Abstriche **längs einer ideellen, urbildhaft geraden Wirbelsäule** aus. Dabei überqueren sie weich die tatsächliche Wirbelsäule.

Inneres Bild

Mit den Abstrichen regen wir den Strom an, der vom Hinterhaupt kommt und den Menschen mit dem Kosmos verbindet. Diesen führen wir bis zu seinen Füßen, in die Erde hinunter.

Anwendungsmöglichkeiten

Diese Rückeneinreibung erfordert eine größere Übung, da beide Hände gleichzeitig einreiben.

- Bei Rückenschmerzen, als Einschlafhilfe: z. B. mit Lavendelöl, Solum Öl® oder Eisenhutöl
- Bei bettlägerigen Patienten zur Vermeidung einer Lungenentzündung (Pneumonieprophylaxe) oder zur Erfrischung beim Umlagern: mit einer atemanregenden, kühlenden Lotion, z. B. Wacholdergeist oder Franzbranntwein oder einem Öl mit atemanregenden Zusätzen, z. B. Eukalyptus (Eucalyptus) oder Pfefferminze (Mentha piperita).
- Zur Vermeidung von Wundliegen (Dekubitusprophylaxe): mit einer hautpflegenden, bindegewebskräftigenden Emulsion, z. B.

Gelatum Lappa comp. oder WELEDA-Hauttonikum®, einer pflegenden Körpermilch oder hautpflegenden Salbe (☞ Verwendete Substanzen, Seite 35).

Kontraindikationen

- Hautverletzungen oder nässende Hauterkrankungen am Rücken.

Vorsicht

- Sehr schmerzhafte Stellen oder eine Krebserkrankung im Rückenbereich.

In diesen Situationen **sehr leicht, umhüllend und weitend einreiben** (☞ Griffqualität, Seite 30f.).

Der Behandelte muß die Berührung als wohltuend erleben.

Lagerung des Behandelten

Damit bei einem **auf dem Bauch liegenden Behandelten** dessen Nacken- und Schultermuskulatur möglichst entspannt ist, liegen seine Arme entweder locker neben dem Körper oder im Schultergelenk abgespreizt. Der Kopf ist zur Seite gedreht oder mit einem kleinen Kissen unter der Stirn abgestützt. Bei einem Hohlkreuz eventuell ein Kissen unter den Bauch geben. Bei einem in **Seitenlage** liegenden Behandelten sollten die Flanken weitgehend frei sein.

Ein am Bettrand oder auf einem Stuhl **sitzender Behandelter** legt für eine entspannte Haltung seine Unterarme locker vor sich, entweder auf ein Kissen, das auf seinen Oberschenkeln liegt, oder auf einen Tisch in einer für ihn bequemen Höhe.

Stand des Einreibenden

Der Einreibende steht in beweglicher Schrittstellung neben dem Bett bzw. hinter dem Behandelten.

Substanzauftragung

Die Substanz wird mit beiden Händen gleichzeitig mit einer Streichung in der Mitte jeder Rückenseite aufgetragen.

Um genügend Substanz bis in den Kreuzbeinbereich aufzusparen, beginnt man am besten auf der Höhe des Schulterblattes mit „hohlen“ Händen und nimmt erst allmählich den vollen Handkontakt auf. Damit auch in den Flanken genügend Substanz ist, kann noch eine zweite Substanzauftragung entlang den „Seitennähten“ erfolgen.

Einreibung

Beide Hände **tauchen,** innerlich vom Hinterhaupt her kommend, in der Höhe des 7. Halswirbelkörpers mit weichen Handwurzeln auf den Leitlinien der Rückenstrecker ein und folgen diesen mit zunehmendem Kontakt bis in die volle Hand.

Nach Beginn der innerlichen Lösung wandern sie – **immer weiter lösend** – noch ein Stück weiter auf den Leitlinien. Dann schwingen sie in einem Rund ganz gelöst und locker angeschmiegt um das Schulterblatt und kommen wieder zum Ausgangspunkt der Kreise auf den Leitlinien zurück.

Wie bei der ersten Eintauchphase beschrieben, **tauchen sie hier erneut ein, lösen** und schwingen – immer weiter lösend – in großzügigen Kreisen in die Flanken. Hier stehen sie sich wie weiche, in sich bewegliche Schalen an den „Seitennähten" gegenüber. Damit sie nicht zum Kopf „hinaufschieben", sind sie völlig gelöst, ohne dabei zu kitzeln.

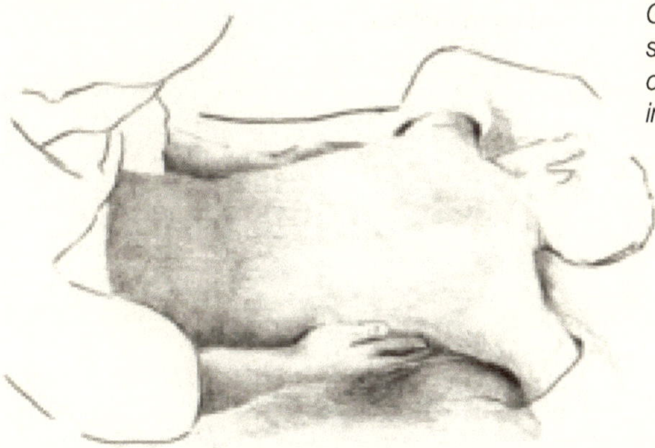

Gegenüberstehen der Hände in den Flanken

Dann schwingen sie zurück zum Ausgangspunkt ihrer Kreise an den Leitlinien.

Auf diese Weise werden etwa 4–6 abwärtswandernde Kreise ausgeführt. Das unterste Rund liegt so weit wie möglich im Gesäßbereich.

Geendet wird mit einem an- und abschwellenden Abstrich in Richtung Steißbein.

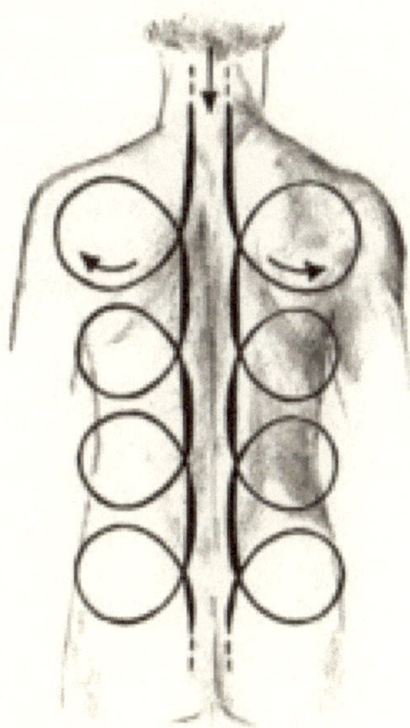

Schema Zweihändige Rückeneinreibung mit gegenläufigen Kreisen

Damit die Kreise ruhig und gleichmäßig strömend ausgeführt werden können, bleibt die **Handstellung** weitgehend zum Kopf des Behandelten gerichtet. Im unteren Rückenbereich, z.B. bei einem Hohlkreuz, paßt sie sich flexibel dem Körper an.

Dauer

Eine Rückeneinreibung dauert insgesamt maximal 5 Minuten.

Nachruhe

Je nach Situation 10–20 Minuten.

Durchführungsvariante

Die **ersten Kreise** können auch bei dieser Einreibung bereits den **Nacken-Schulter-Bereich** umschließen, z.B. bei Verspannungen in diesem Gebiet.

Zweihändige Rückeneinreibung mit phasenverschobenen Kreisen

Kurzbeschreibung

Die Größe des einzureibenden Rückens entspricht auch hier dem Rückenteil einer hüftlangen, ärmellosen Weste. Die Seitennähte dieser Weste liegen bei den „mittleren Axillarlinien" (von den Achselhöhlen zu den Hüftgelenken).

Beide Hände beschreiben gleichzeitig auf je einer Rückenseite abwärtswandernde Kreise, die in der gleichen Richtung laufen (**gleichsinnige Kreise**). Die Hände stehen sich dabei wie bei einem Wärmekreis ständig gegenüber, jedoch bewegen sie sich nicht auf einem gemeinsamen Rund, sondern auf zwei nebeneinanderliegenden Kreisen. Dadurch können beide Hände immer den Hautkontakt behalten. Diese Kreise werden **phasenverschobene Kreise** genannt.

Das Eintauchen geschieht auf dem Weg zu den Flanken. Die Kreisrichtung verläuft meist gegen den Uhrzeigersinn, für Linkshänder kann jedoch die andere Richtung stimmiger sein.

Wirkung

Diese Einreibung wirkt besonders weitend und harmonisierend, durchatmend und muskellockernd auf innere Verspannungen und Engegefühle. Sie wird auch „**Großes Vorlockern**" genannt.

Inneres Bild

Beim Eintauchen in den Flanken greifen die Hände wie saugende Schalen das Gewebe auf, um es von der Bauchseite in Richtung zur Wirbelsäule in die Leichte führen zu können.

Beim Lösen möchte ich dem Behandelten das Gefühl von Weite vermitteln, dazu muß ich selbst Weite erleben. Dies gilt für jede Einreibung, ist hier aber besonders entscheidend.

Anwendungsmöglichkeiten

Diese Rückeneinreibung ist in der Durchführung recht anspruchsvoll und setzt **geübte Hände** sowie **Erfahrung mit Wärmekreisen** voraus. Sie wird am besten bei einem liegenden Behandelten durchgeführt, da es bei einem sitzenden Behandelten bedeutend schwieriger ist, das Gewebe beim Eintauchen in den Flanken in die Leichte zu führen.

- Rückenschmerzen und Verspannungen der Muskulatur; Einschlafschwierigkeiten durch bedrängende Gedanken oder Ängste; seelische oder körperliche Schwerezustände und Engegefühle: z. B. mit Lavendelöl, Solum Öl® oder Eisenhutöl
- Bei bettlägerigen Patienten zur Vermeidung einer Lungenentzündung (Pneumonieprophylaxe) oder zur Erfrischung beim Umlagern: mit einer atemanregenden, kühlenden Lotion, z. B.

Wacholdergeist oder Franzbranntwein oder einem Öl mit atemanregenden Zusätzen, z. B. Eukalyptus (Eucalyptus) oder Pfefferminze (Mentha piperita)
- Zur Vermeidung von Wundliegen (Dekubitusprophylaxe): mit einer hautpflegenden, bindegewebskräftigenden Emulsion, z. B. Gelatum Lappa comp. oder WELEDA-Hauttonikum®, einer pflegenden Körpermilch oder hautpflegenden Salbe (☞ Verwendete Substanzen, Seite 35).

Wenn zusätzlich eine inkarnierende und ableitende Wirkung erwünscht ist, können einige Rückenabstriche während der Einreibung eingefügt oder zum Abschluß durchgeführt werden.

Kontraindikationen

- Hautverletzungen oder nässende Hauterkrankungen am Rücken.

Vorsicht

- Besonders schmerzhafte Stellen oder eine Krebserkrankung im Rückenbereich.

In diesen Situationen **sehr leicht, umhüllend und weitend einreiben** (☞ Griffqualität, Seite 30f.).

Der Behandelte muß die Berührung als wohltuend erleben.

Lagerung des Behandelten

Der Behandelte **liegt am besten in Bauchlage oder flacher Seitenlage.** Damit die Nacken- und Schultermuskulatur möglichst entspannt ist, liegen die Arme locker neben dem Körper oder im Schultergelenk abgespreizt. Der Kopf ist zur Seite gedreht oder mit einem kleinen Kissen unter der Stirn abgestützt. Bei einem Hohlkreuz eventuell ein Kissen unter den Bauch legen.

Ein am Bettrand oder auf einem Stuhl **sitzender Behandelter** legt für eine entspannte Haltung seine Unterarme locker vor sich, entweder auf ein Kissen, das auf seinen Oberschenkeln liegt, oder auf einen Tisch in einer für ihn bequemen Höhe.

Stand des Einreibenden

Der Einreibende steht in beweglicher Schrittstellung neben dem Bett bzw. hinter dem Behandelten.

Substanzauftragung

Die Substanz wird mit beiden Händen gleichzeitig mit einer Streichung in der Mitte jeder Rückenseite aufgetragen.

Um genügend Substanz bis in den Kreuzbeinbereich aufzusparen, beginnt man am besten auf der Höhe des Schulterblattes mit „hohlen" Händen und nimmt erst allmählich den vollen Handkontakt auf. Damit auch in den Flanken genügend Substanz ist, kann noch eine zweite Substanzauftragung entlang der „Seitennähte" erfolgen.

> Bei einer **seitlichen Verkrümmung der Wirbelsäule** (**Skoliose**) überquert eine Hand weich die tatsächliche Wirbelsäule, um der anderen Hand in der Mitte des Rückens zu begegnen.

Einreibung

Bei der folgenden Beschreibung wird ein Zifferblatt, bzw. mehrere jeweils nebeneinander liegende Zifferblätter, zu Hilfe genommen.

Erste Eintauchphase um die Schulterblätter

Die **rechte Hand** taucht mit flachen Fingerbeeren bei 5^{00} am rechten Kreis ein. Dieser Beginn ist auf der schematischen Darstellung durch den Pfeil gekennzeichnet. Dann wandert sie mit zunehmendem Kontakt bis zum dichtesten Höhepunkt in der Mittelhand bei 3^{00}.

In dieser Zeit hat die **linke Hand** mit weicher Handwurzel bei 11^{00} am linken Kreis den Kontakt aufgenommen; dies ist ebenfalls durch einen Pfeil dargestellt. Sie erreicht bei 9^{00} ihren Kontakt-Höhepunkt, ebenfalls mit der Mittelhand.

Lösphase

Nach Beginn der innerlichen Lösung wandert die **rechte Hand** zunehmend gelöst weiter um ihren Kreis, bis sie wieder bei 5^{00} ankommt. Erst auf dem letzten Stück löst sich der bis dahin volle Handkontakt bis zu den flachen Fingerbeeren.

Die **linke Hand** ist gelöst um ihren Kreis gewandert und wieder bei 11^{00} angekommen. Meist dreht die Handrichtung auf dem letzten Bogenstück, bis die Handwurzel nach 10^{00}, in die Richtung des neuen Eintauchens zeigt.

Nächste Eintauchphase

Innerlich ganz gelöst, doch ohne das Gewebe dabei zu verlassen, dreht die rechte Hand, bis ihre Finger nach 4^{00}, in die neue Eintauchrichtung zeigen. Beide Hände können nun mit einem neuen Eintauchen beginnen.

Die **rechte Hand** taucht wie zuvor mit flachen Fingerbeeren bei 5^{00} ein und erreicht den dichtesten Höhepunkt in der Mittelhand bei 3^{00}.

Die **linke Hand** taucht ebenfalls wie zuvor mit weicher Handwurzel bei 11^{00} ein und erreicht bei 9^{00} ihren Kontakt-Höhepunkt, ebenfalls mit der Mittelhand.

Lösphase

Nach Beginn der innerlichen Lösung wandert die **rechte Hand** zunehmend gelöst über den oberen Kreisbogen. Dann schwingt sie weich angeschmiegt auf einem langgezogenen Rund bis zu ihrem neuen Eintauchpunkt bei 5°° am nächst tiefer gelegenen Kreis; der Handkontakt löst sich dabei wieder auf dem letzten Abschnitt bis zu den Fingern.

Die **linke Hand** ist inzwischen, ebenfalls mit zunehmender Lösung, weiter um ihren obersten Kreis gewandert und bei 11°° angekommen.

Eintauchphase am ersten Kreis in der Flanke

Wieder dreht die **rechte Hand** die Richtung, um ein neues Eintauchen beginnen zu können. Sie erreicht ihren Kontakt-Höhepunkt bei 3°° am ersten Kreis in der Flanke.

Die **linke Hand** hat jetzt einen längeren Eintauchweg: sie beginnt bei 11°° am Kreis um das Schulterblatt und kommt zu ihrem Höhepunkt bei 9°° ebenfalls am ersten Kreis in der Flanke.

Die Hände stehen sich an diesem Höhepunkt bewußt und wärmend gegenüber, die Mittelhände liegen wie anpassungsfähige Schalen an den „Seitennähten" (☞ Zweihändige Rückeneinreibung, Abbildung auf Seite 105).

> Das Eintauchen erfolgt zur Bauchseite des Behandelten und nicht in Richtung Kopf bzw. Hüftbereich.

In dieser Weise werden etwa 4–6 abwärtswandernde Kreise ausgeführt, der unterste Kreis liegt so weit wie möglich im Gesäßbereich.

> Beide Hände müssen in ihrem Kontakt gleichwertig sein und im Rhythmus vollkommen zusammenklingen, damit für den Eingeriebenen keine Disharmonie entsteht. An **zwei Momenten innerhalb jedes Kreises** wird besonders deutlich, ob sie sich wirklich im gleichen Rhythmus befinden: am Kontakt-Höhepunkt in den Flanken und bei der gelösten, „inneren Begegnung" beidseits der Wirbelsäule.
> Eine Hilfe ist es, diese Momente bewußt zu erleben und das Gegenüberstehen der Hände zu kontrollieren.

Abschluß

Nachdem sich die Hände an ihren untersten Kreisen im Höhepunkt gegenüberstanden, wiederholen sie diesen Kreis nochmals. Dann schwingen sie gelöst zu ihrer „inneren Begegnung" beidseits der Wirbelsäule (den unteren Pfeilen folgend). Dort halten sie kurz inne und vollführen dann beide nebeneinander einen kurzen, an- und abschwellenden Abstrich Richtung Steißbein.

Damit die Kreise ruhig und gleichmäßig strömend ausgeführt werden können, bleibt die **Handstellung** weitgehend zum Kopf des Behandelten gerichtet. Ohne im Handgelenk abzuknicken, paßt sie sich im unteren Rückenbereich, z.B. bei einem Hohlkreuz, flexibel dem Körper an.

Dauer

Eine Rückeneinreibung dauert maximal 5 Minuten.

Nachruhe

Je nach Situation 10–20 Minuten.

Durchführungsvarianten

Die Kreise können **an besonders schmerzenden Stellen** wiederholt oder dichter aufeinanderfolgend durchgeführt werden. Bei Verspannungen **im Nacken-Schulter-Bereich** beginnen sie bereits dort.

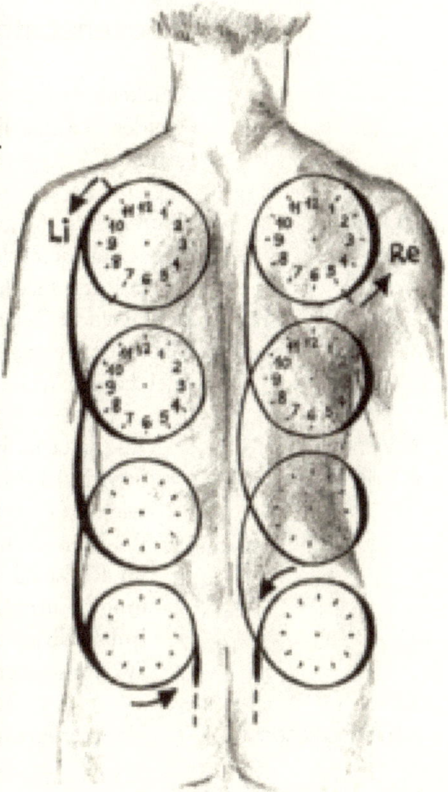

Schema Zweihändige Rückeneinreibung mit phasenverschobenen Kreisen

„Kleines Vorlockern"

Die Hände beschreiben auf den Rückenstreckern **kleinere, phasenverschobene Kreise**, die ebenfalls abwärts wandern. Die Verdichtung findet unter den Fingerhänden oder nur unter den Zeige- und Mittelfingern auf dem Weg zur „inneren Begegnung" neben der Wirbelsäule statt. Dadurch bildet sich über der Wirbelsäule eine lockere Hauterhebung, die parallel zu den Fingern liegt. Danach wird vollständig gelöst und das zurückschwingende Gewebe nur noch begleitet.

Kleine, phasenverschobene Kreise können auch an schmerzhaft verspannten, verhärteten und unbelebten Körperstellen durchgeführt werden, z.B. bei Narbenverfestigungen oder zur Vorbeugung gegen Wundliegen (Dekubitusprophylaxe).

Bei diesem „Kleinen Vorlockern" wird „mit dem Gewebe" gearbeitet, dadurch hat es **deutliche Massagequalität.**

Rückenabstriche

Rückenabstriche können beidseits der Wirbelsäule durchgeführt werden (**Langer Rückenabstrich**) oder in den Flanken (**Flankenabstrich**).

Wirkung

Durch diese Abstriche wird die innere Aufrichte angesprochen und eine inkarnierende, ableitende Wirkung erreicht.

Bei den Flankenabstrichen werden durch das weich und warm umfassende Gegenüber der Hände dem Behandelten – ohne ihn dabei einzuengen – seine Körpergrenzen bewußt gemacht und ihm gleichzeitig Weite vermittelt.

Anwendungsmöglichkeiten

- Als „Inkarnationshilfe" bei manchen Arten von Kopfschmerzen, Schwindel, Gedankenkreisen, Ängsten, Stauungen im Kopfbereich: mit Lavendelöl oder Solum Öl®
- Bei Menschen, die längere Zeit im Bett liegen müssen oder nur im Rollstuhl sitzen können. Sie können dadurch ihre eigene, innere Aufrichte erleben: mit Rosmarinöl oder Lavendelöl
- Innerhalb jeder Rückeneinreibung, um eine stärker inkarnierende Wirkung zu erreichen.

Kontraindikationen

- Hautverletzungen, eventuell Hauterkrankungen am Rücken.

Vorsicht

- Sehr schmerzhafte Stellen oder eine Krebserkrankung im Rückenbereich.

Die Abstriche dürfen dann nur **sehr leicht und mit viel innerer Weite durchgeführt** werden (☞ Griffqualität, Seite 30f.).

Der Behandelte muß die Berührung als wohltuend erleben.

Dauer

Insgesamt dauert eine Rückeneinreibung maximal 5 Minuten. Die Anzahl der dabei durchgeführten Rückenabstriche ist von der Situation des Behandelten abhängig.

Nachruhe

Je nach Situation 10–20 Minuten.

Lagerung des Behandelten

Damit bei einem auf dem Bauch **liegenden Behandelten** dessen Nacken- und Schultermuskulatur möglichst entspannt ist, liegen seine Arme entweder locker neben dem Körper oder im Schultergelenk abgespreizt. Der Kopf ist zur Seite gedreht oder mit einem kleinen Kissen unter der Stirn abgestützt. Bei einem Hohlkreuz eventuell ein kleines Kissen unter den Bauch geben.

Ein am Bettrand oder auf einem Stuhl **sitzender Behandelter** legt für eine entspannte Haltung seine Unterarme locker auf ein Kissen, das auf seinen Oberschenkeln liegt, oder auf einen Tisch in einer für ihn bequemen Höhe.

Stand des Einreibenden

Der Einreibende steht in beweglicher Schrittstellung neben dem Bett bzw. hinter dem sitzenden Behandelten.

Langer Rückenabstrich

Kurzbeschreibung

Mit beiden Händen wird gleichzeitig ein Abstrich beidseits der Wirbelsäule ausgeführt. Leitlinien sind die Rückenstrecker-Muskeln (Musculi erector spinae, Wirbelsäulenaufrichter) vom 7. Halswirbelkörper bis zum Kreuzbein.

Inneres Bild

Wir tauchen bei diesen Abstrichen in den Strom ein, der den Menschen vom Kopf bis zu seinen Füßen verbindet. Dadurch kann er „wachsen“, größer werden.

Substanzauftragung

Die Substanz wird mit beiden Händen während des ersten Abstriches aufgetragen.

Um die Substanz gut verteilen zu können, beginnt man am besten mit „hohlen“ Händen und nimmt erst allmählich den vollen Handkontakt auf.

Bei einer **seitlichen Verkrümmung (Skoliose)** der Wirbelsäule folgen die einreibenden Hände nicht der verkrümmten Wirbelsäule, sondern führen die Abstriche **längs einer ideellen, urbildhaft geraden Wirbelsäule** aus. Dabei überqueren sie weich die tatsächliche Wirbelsäule.

Einreibung

Beide Hände **tauchen** mit weichen Handwurzeln rechts und links neben dem 7. Halswirbelkörper in den Strom ein, der vom Hinterhaupt kommt.

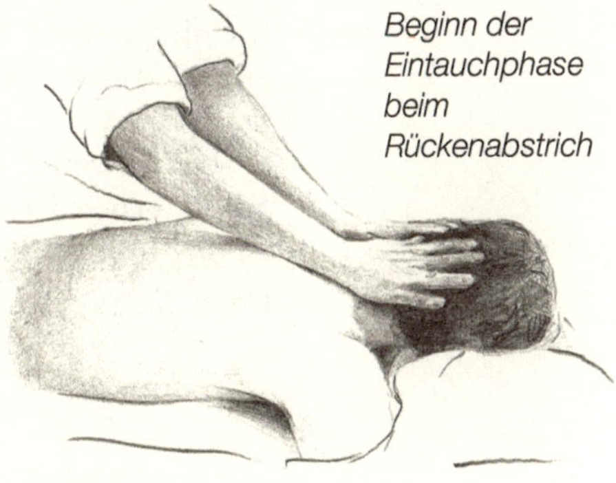

Beginn der Eintauchphase beim Rückenabstrich

Dann greifen die Mittelhände in einer „örtlichen Verdichtung“ das Gewebe mit einer saugenden Qualität auf (☞ Weitere Übungen, Seite 23). Der Höhepunkt der Verdichtung befindet sich dadurch sehr nahe an den Eintauchstellen.

Nun beginnt die **innerliche Lösung**. Der aufgegriffene Strom wird von den sich immer weiter lösenden Fingerhänden entlang der Leitlinien bis zum Kreuzbeinbereich begleitet. Auf diesem Weg geben sie mit langsam abnehmendem Kontakt allmählich den Strom ab.

Geendet wird möglichst weit unten beim Kreuzbein. Erst nachdem der Strom in Richtung Steißbein ausklingen konnte, verlassen die Hände den Körper.

Während des gesamten Abstriches zeigen die Fingerhände meist zum Kopf des Behandelten.

Flankenabstrich

Kurzbeschreibung

Beide Hände führen mit den Mittelhänden gleichzeitig einen Abstrich in den Flanken aus. Die Leitlinien entsprechen ungefähr den Seitennähten einer Weste (mittlere Axillarlinien, von den Achselhöhlen zu den Hüftgelenken).

Inneres Bild

Die Hände schmiegen sich den Flanken an, dabei wollen sie den Behandelten entlasten, nicht bedrängen.

Substanzauftragung

Die Substanz wird mit beiden Händen im Verlauf des ersten Abstriches aufgetragen.

Einreibung

Beide Mittelhände **tauchen** gleichzeitig, meist mit den weichen Kleinfingerseiten beginnend, unterhalb der Achselhöhlen ein und greifen in einer „örtlichen Verdichtung“ saugend das Gewebe in den Flanken auf.

Nach Beginn der innerlichen Lösung wandern sie zum Hüftgelenk, geben den aufgegriffenen Strom dabei langsam ab und lassen ihn in die Beine hinein ausklingen. Erst dann lösen sie sich vom Körper.

Um sich den Flanken gut anpassen zu können, **zeigen die Fingerhände** meist schräg zur Bauchseite des Behandelten.

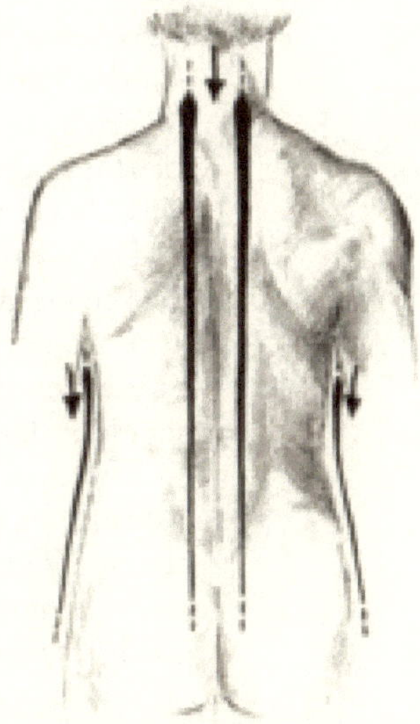

Schema Rückenabstriche

Durchführungsvariante des Langen Rückenabstrichs

Nach der **örtlichen Verdichtung** unter den Mittelhänden und dem **Beginn der innerlichen Lösung** löst sich der Kontakt in die Fingerhände – immer noch etwa auf der Höhe des 7. Halswirbelkörpers.

Ende der ersten Lösphase

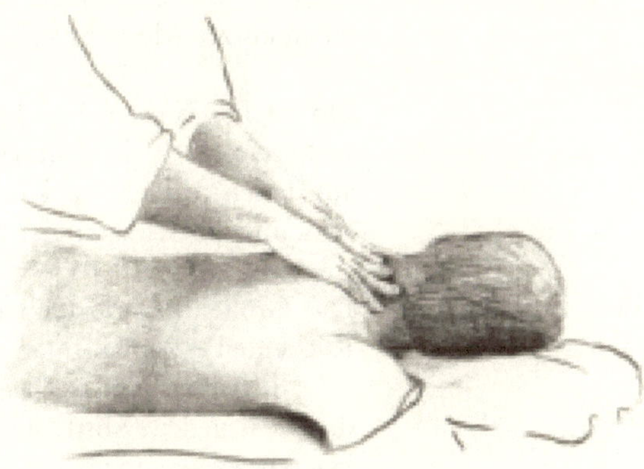

Danach schmiegen sich die Hände in einer kurzen weiteren **Eintauchphase** nochmals am Körper an. Nach **Beginn der innerlichen Lösung** vollenden sie den Abstrich wie oben beschrieben.

Nackenabstriche

Die Halswirbelsäule ist **der beweglichste Teil unserer Wirbelsäule.** Der oberste der sieben Wirbelkörper, Atlas, trägt unseren Schädel. Auf der Schulter des griechischen Gottes Atlas lastete die Weltenkugel schwer. Im Gegensatz dazu balanciert der Schädel in vollkommenem Gleichgewicht auf diesem Halswirbel und muß von keinen Muskeln gehalten werden.

Der wichtigste Muskel, der im Nacken-Schulter-Bereich unseren Rücken mit dem Kopf verbindet, ist der **Kapuzenmuskel** (Musculus trapezius). Er setzt am Hinterhaupt an, verbreitert sich zu den Schultergelenken hin und endet, wieder schmaler werdend, ungefähr in der Höhe des 12. Brustwirbelkörpers.

Zwischen den Schulterblättern ist ein Bereich, der als offen und wahrnehmungsfähig erlebt werden kann, eine Art „Auge" für den hinteren Raum. Hier befindet sich der „Siegfriedspunkt", die Stelle, an der Siegfried bei seinem Bad im Drachenblut durch ein herabgefallenes Blatt eine verwundbare Stelle behielt.

Unsere innere Beweglichkeit, mit der wir unsere Umgebung wahrnehmen und auf sie reagieren, ist stark von der Beweglichkeit im Nackenbereich abhängig. Dies merken wir oft erst, wenn sie durch eine „Nackensteife" eingeschränkt ist.

Wir kennen ein hartnäckiges, halsstarriges Beharren auf unserem Willen. Unser Einverständnis können wir dagegen erklären, indem wir unseren Nacken freiwillig beugen und nicken. Durch ein Nickerchen, ein kurzes Einnicken, geben wir unser Bewußtsein sogar für einen kurzen Moment auf.

Oft ist der Nacken-Schulter-Bereich **verspannt und schmerzhaft verhärtet.** Körperliche und seelische Belastungen drücken besonders auf diesen Bereich, hocken uns im Nacken. Wir können geknickt sein, und ein Schlag in den Nacken trifft uns schwer.

Kurzbeschreibung

Die Größe des einzureibenden Rückenbereiches entspricht dem Rückenteil einer taillenlangen kurzärmligen Weste mit Rollkragen.

Mit beiden Händen werden gleichzeitig auf jeder Rückenseite drei verschiedene Abstriche durchgeführt, die alle möglichst nahe am Haaransatz beginnen:

Die **inneren Abstriche** werden mit einem einmaligen An- und Abschwellen entlang der Rückenstrecker bis zum Ende der Brustwirbelsäule durchgeführt.

Die **mittleren Abstriche** enthalten ein zweimaliges An- und Abschwellen. Sie beginnen hinter den Ohrmuscheln und führen zum Schulterblatt und von dort weiter bis zum Ende des Brustkorbes.

Die **äußeren Abstriche** enthalten ebenfalls ein zweimaliges An- und Abschwellen. Sie führen vom Ohransatz zu den Schultergelenken und über diese bis etwa in die Mitte der Oberarme.

Wirkung

Diese Nackenabstriche wirken inkarnierend und ableitend.

Inneres Bild

Durch diese Abstriche wird alles Drückende und Stauende, das von oben auf dem Nackenbereich lastet, aufgegriffen und nach unten geführt. Alles, was die Wahrnehmung des „Auges" trüben könnte, wird weggeschoben.

Bei den mittleren und äußeren Abstrichen sind die Hände wie eine Schale nach vorne geöffnet, schmiegen sich der Halsmuskulatur weich an und können so den Strom aufgreifen, der vom Hinterhaupt kommt.

Der Mensch wird an seinen Ursprung im Geistigen erinnert und wieder mit diesem verbunden.

Anwendungsmöglichkeiten

- Kopfschmerzen oder Nackenschmerzen durch starke Verspannungen oder Zerrungen, Nackensteifigkeit durch kalte Zugluft, Halskehre: mit Lavendelöl, Solum Öl®, Arnikaöl oder Eisenhutöl
- Als „Inkarnationshilfe", z. B. bei Menschen, die das Gefühl haben, zu „schweben" und sich nicht richtig mit ihrem Leib verbinden zu können, mit Schwindel und einer leichten Übelkeit, nach einem Schleudertrauma: mit Lavendelöl, Solum Öl® oder Arnikaöl.

Manchmal können bei diesen Situationen Rückenabstriche oder eine abwärtsführende Beineinreibung therapeutisch sinnvoller sein.

Kontraindikationen

- Hautverletzungen oder nässende Hauterkrankungen im Nacken- und Schulterbereich.

Vorsicht

- Sehr schmerzhafte Stellen oder eine Krebserkrankung im Nacken- und Schulterbereich.

In diesen Situationen **sehr leicht, umhüllend und weitend einreiben** (☞ Griffqualität, Seite 30f.).

Der Behandelte muß die Berührung als wohltuend erleben.

Dauer

Eine Nackeneinreibung dauert 3–5 Minuten.

Nachruhe

Je nach Situation 10–20 Minuten.

Lagerung des Behandelten

Meist **sitzt der Behandelte** am Bettrand oder auf einem Stuhl. Seine Unterarme liegen auf seinen Oberschenkeln, eventuell mit einem Kissen unterstützt, oder in einer für ihn bequemen Höhe auf einem Tisch.

Damit bei einem auf dem Bauch **liegenden Behandelten** dessen Nacken- und Schultermuskulatur möglichst entspannt ist, liegen seine Arme entweder locker neben dem Körper oder im Schultergelenk abgespreizt. Der Kopf ist zur Seite gedreht oder mit einem kleinen Kissen unter der Stirn abgestützt. Bei einem Hohlkreuz eventuell ein Kissen unter den Bauch geben.

Stand des Einreibenden

Der Einreibende steht in beweglicher Schrittstellung hinter dem sitzenden Behandelten bzw. neben dem Bett.

Substanzauftragung

Die Substanz wird mit beiden Händen während der ersten Abstriche aufgetragen.

Innere Abstriche

Einreibung

Beide Hände **tauchen** mit weichen Handwurzeln rechts und links neben der Halswirbelsäule ein, möglichst knapp unterhalb des Haaransatzes. Dieses Eintauchen erfolgt wie beim Rückenabstrich (☞ Abbildung auf Seite 113). Dann wandert der Kontakt in die Mittelhände, diese greifen das Gewebe in einer „örtlichen Verdichtung“ auf. Der Höhepunkt der Verdichtung liegt dadurch nahe bei den Eintauchstellen.

Nach Beginn der innerlichen Lösung folgen die Hände flach am Körper angeschmiegt den Rückenstreckern bis zum Ende der Brustwirbelsäule. Auf diesem Weg geben sie allmählich den aufgegriffenen Strom ab. Erst nachdem dieser in Richtung zum Kreuzbein ausklingen konnte, verlassen die Hände den Körper.

> Eine gesunde, gerade Wirbelsäule darf von den einreibenden Händen nicht überquert werden. Bei einer **seitlichen Verkrümmung (Skoliose)** der Wirbelsäule folgen die Hände jedoch einer **ideellen, urbildhaft-geraden Wirbelsäule.** Dabei überqueren sie die tatsächliche Wirbelsäule.

Mittlere Abstriche

Einreibung

Die Mittelhände **tauchen** mit weichen Kleinfingerseiten auf der Halsmuskulatur hinter den Ohrmuscheln knapp unterhalb des Haaransatzes ein.

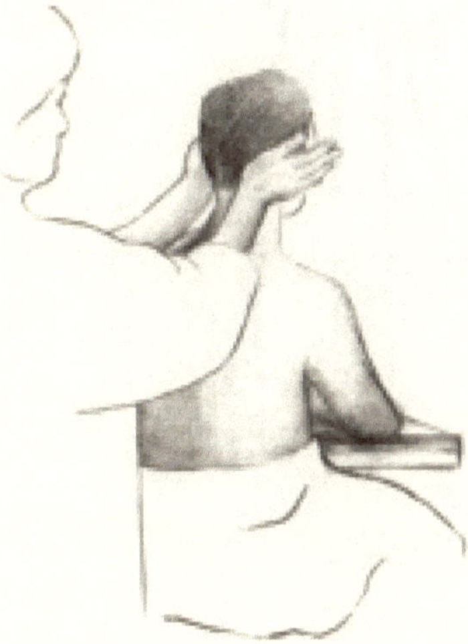

Beginn der Eintauchphase bei den mittleren Nackenabstrichen

Dann verdichten die Hände „örtlich", d. h. sie greifen mit saugendem Kontakt möglichst nahe an ihren Eintauchpunkten das Gewebe auf.

Nach Beginn der innerlichen Lösung wandern sie – immer weiter lösend – weich angeschmiegt zu den Schulterblättern und geben dabei den aufgegriffenen Strom ab. Hier **tauchen** sie in einer „örtlichen Verdichtung" nochmals ein, **lösen** und wandern – immer weiter lösend – in der Mitte der jeweiligen Rückenseiten hinunter bis zum Ende des Rippenbereiches. Auf diesem Weg drehen sie sich, bis die Fingerhände schließlich zu den Flanken zeigen. Dadurch können sie einen breiteren Rückenbereich wärmend umschließen.

Nachdem sie den Strom in Richtung Hüftbereich weiterklingen ließen, verlassen sie das Gewebe.

Seitliche Abstriche

Einreibung

Beide Hände **tauchen** mit weichen Kleinfingerkanten der Fingerhände unterhalb der Ohren sanft ein und verdichten entlang der Halsmuskulatur.

Nach Beginn der innerlichen Lösung wandern sie, immer weiter lösend und den aufgegriffenen Strom dabei langsam abgebend, weich angeschmiegt zu den Schultergelenken. Dabei wird innerlich zu den Schultergelenken hin ausgeatmet. Ganz gelöst schwingen die Hände über diese hinweg.

Unterhalb der Schultergelenke, am Ansatz der Schultermuskeln (Musculus deltoideus), **tauchen** die Mittelhände nochmals ein, **lösen** und wandern – immer weiter lösend – bis etwa zur Mitte der Oberarme.

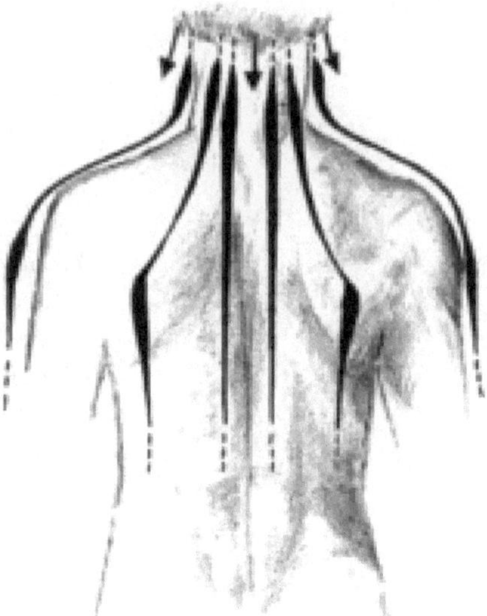

Schema Nackenabstriche

Durchführungsvarianten

Auf dem gesamten Nacken-Schulter-Bereich können auch **rhythmisch atmende Kreise** durchgeführt werden, die vom Haaransatz über den Hals- und Nackenbereich bis zum unteren Brustkorbrand oder zu den Schultergelenken wandern. Dabei ist die Verdichtungsphase **immer entlastend nach unten hin gerichtet,** keinesfalls zum Kopf. Diese Kreise können mit beiden Händen gleichzeitig auf beiden Rückenseiten durchgeführt werden, oder einhändig auf je einer Rückenseite; in diesem Fall liegt die andere Hand wärmend am Oberarm des Behandelten.

Diese Einreibung wirkt lockernd und entspannend auf eine schmerzhaft verkrampfte Muskulatur; oft werden einige Nackenabstriche angeschlossen.

Noch intensiver wirken **Wärmekreise** oder **phasenverschobene Kreise,** die auf jeweils einer Hals- und Nackenseite zu den Schultergelenken oder zum unteren Brustkorbrand wandern.

Die Durchführung eines Wärmekreises ist bei der Knieeinreibung auf Seite 58f. näher beschrieben, die Durchführung der phasenverschobenen Kreise bei der Rückeneinreibung auf Seite 107ff.

Asthma-Abstrich

Kurzbeschreibung

Beide Hände beginnen parallel nebeneinander mit einem Abstrich auf den Rückenstrecker-Muskeln (Musculi erector spinae, Wirbelsäulenaufrichter), von dem 7. Halswirbelkörper bis zum unteren Drittel der Brustwirbelsäule. Danach trennen sie sich und folgen, nochmals an- und abschwellend, dem Verlauf der Rippen bis in die Flanken.

Die Größe des einzureibenden Rückens entspricht dem Rückenteil einer ärmellosen, ungefähr taillenlangen Weste. Die Seitennähte dieser Weste entsprechen den „mittleren Axillarlinien".

Wirkung

Durch die Abstriche auf den Rückenstreckern wird eine tiefere und ruhigere Einatmung angeregt. Die Streichungen zu den Flanken wirken lösend und weitend auf die bei Asthmatikern krampfartig behinderte Ausatmung.

Inneres Bild

Die Abstriche helfen dem Behandelten, zu sich zu kommen. Im zweiten Teil kann er eine entspannende Weite erleben und die zuviel eingeatmete Luft wieder ausatmen.

Anwendungsmöglichkeiten

- Bei einem beginnenden Asthma-Anfall, einer spastischen Bronchitis: mit Tabaköl, Thymianöl oder Eukalyptusöl
- Zur Behandlung von Asthma bronchiale, Vorbeugung von Anfällen, z. B. vor der Nachtruhe: mit Lavendelöl.

> Bei einem beginnenden Asthma-Anfall werden die ersten Abstriche anfangs in etwa dem Atemrhythmus des Behandelten angepaßt, um ihn dadurch „abzuholen". Nach einigen Abstrichen kann versucht werden, gemeinsam mit ihm die Geschwindigkeit allmählich zu verlangsamen.

Kontraindikationen

- Hautverletzungen oder nässende Hauterkrankungen im oberen Rückenbereich.

Vorsicht

- Sehr schmerzhafte Stellen oder eine Krebserkrankung im oberen Rückenbereich.

In diesen Situationen **sehr leicht, umhüllend und weitend einreiben** (☞ Griffqualität, Seite 30f.).

Der Behandelte muß die Berührung als wohltuend erleben.

Lagerung des Behandelten

Der Behandelte sitzt an der Bettseite oder auf einem Stuhl. Um leichter atmen zu können, liegen seine Unterarme in einer für ihn bequemen Höhe, oft annähernd auf Brusthöhe, entweder auf einem Tisch oder auf Kissen, die auf seinen Oberschenkeln liegen.

Stand des Einreibenden

Der Einreibende steht in beweglicher Schrittstellung hinter dem Behandelten, eventuell sitzt er auch.

Substanzauftragung

Die Substanz wird mit beiden Händen im Verlauf des ersten Abstriches aufgetragen.

Um die Substanz bis in die Flanken verteilen zu können, beginnt man am besten mit „hohlen" Händen und nimmt erst langsam den vollen Handkontakt auf.

Einreibung

Erste Eintauchphase

Zu Beginn des Abstrichs tauchen beide Hände mit weichen Handwurzeln auf den Rückenstreckern neben dem 7. Halswirbelkörper ein und greifen den Strom auf, der vom Hinterhaupt kommt. Der Kontakt nimmt zu bis zum Höhepunkt der Verdichtung unter den Mittelhänden, ungefähr in der Mitte der Brustwirbelsäule.

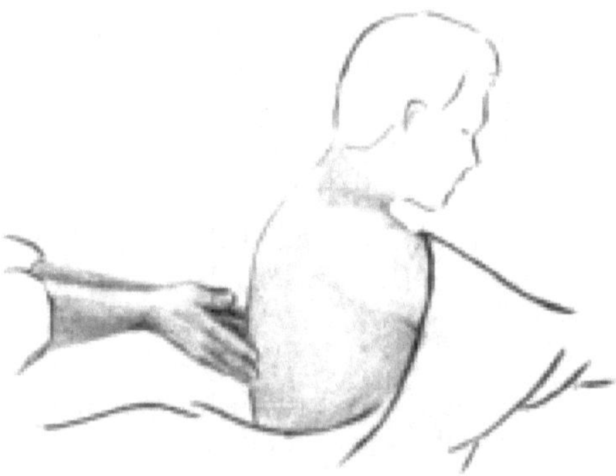

Äußerer Umkehrpunkt der Hände beim Asthma-Abstrich

Erste Lösphase

Nach Beginn der innerlichen Lösung wandern die Hände mit abnehmendem Kontakt weiter bis zu den **Umkehrpunkten U** im unteren Drittel der Brustwirbelsäule; auf diesem Weg geben sie allmählich den aufgegriffenen Strom ab.

An diesen Umkehrpunkten haben nur noch die flachen Fingerbeeren Kontakt mit dem Gewebe. Innerlich vollständig gelöst, aber ohne diese Verbindung zu verlieren (☞ „Lösen, ohne zu verlassen", Seite 23), drehen die Hände auf den Fingerbeeren, bis die Finger zu den Flanken zeigen, in die Richtung des nächsten Eintauchens.

Um **genügend Spielraum für die Drehung der Hände** zu haben, ist es hilfreich, wenn diese Umkehrpunkte etwa 5–10 cm neben der Brustwirbelsäule liegen und der eigene Stand noch weiter nach hinten verlagert wird.

In der **zweiten Eintauchphase** folgen die Hände mit zunehmendem, aber nicht bedrängendem Kontakt dem Rippenverlauf zu den Flanken und greifen – ohne zu schieben – nochmals das Gewebe mit der Mittelhand auf. Die leicht gespreizten Finger erspüren dabei die Zwischenräume der Rippen.

In der zweiten Lösphase wandern sie, weich am Brustkorb angeschmiegt, weiter bis in die Flanken. An den „Seitennähten" der Weste lösen sie sich aus einem Gefühl der eigenen inneren Weite heraus vom Gewebe.

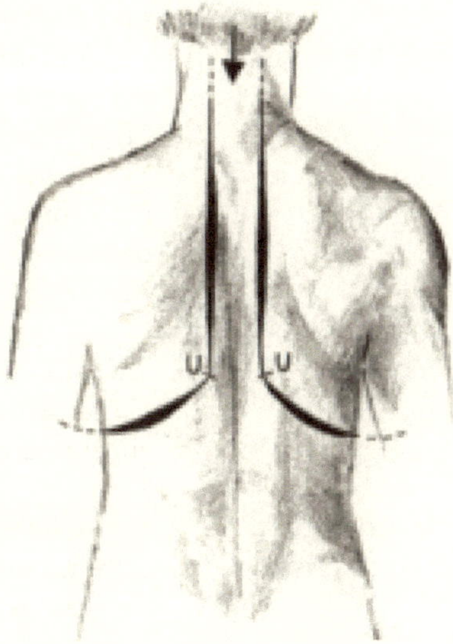

Schema Asthma-Abstrich

Dauer

Diese Einreibung dauert maximal 5 Minuten.

Nachruhe

Je nach Situation 5–20 Minuten.

Atemanregende Rückeneinreibung

Kurzbeschreibung

Beide Hände führen parallel nebeneinander einen Abstrich entlang der Rückenstrecker-Muskeln (Musculi erector spinae, Wirbelsäulenaufrichter) aus, vom 7. Halswirbelkörper bis zum unteren Drittel der Brustwirbelsäule. Dann trennen sie sich und folgen, nochmals an- und abschwellend, dem Verlauf der Rippen bis in die Flanken.

Die Größe des einzureibenden Rückens entspricht dem Rückenteil einer ärmellosen, ungefähr taillenlangen Weste. Die Seitennähte dieser Weste liegen an den „mittleren Axillarlinien".

Da bei dieser Einreibung **oft eine Salben- oder Ölauftragung im Vordergrund** steht, bleibt der Handkontakt im Unterschied zu dem zuvor beschriebenen Asthma-Abstrich meist mit der gesamten Handfläche bestehen.

Wirkung

Diese Einreibung bewirkt durch die Abstriche neben der Wirbelsäule ein vertieftes Einatmen und durch die Streichung entlang der Rippen ein entspanntes, tieferes Ausatmen.

Anwendungsmöglichkeiten

- Im Rahmen der Grundpflege zur Vermeidung einer Lungenentzündung (Pneumonieprophylaxe); zur Behandlung einer Bronchitis oder Lungenentzündung: je nach Situation des Behandelten mit einer atemanregenden, schleimlösenden Salbe, z. B. Plantago Bronchialbalsam®, Plantago comp. Salbe oder WELEDA Erkältungssalbe® oder einem entsprechenden Öl, z. B. Eukalyptusöl, Thymianöl; oder mit Lavendelöl zur Atemberuhigung (☞ Verwendete Substanzen, Seite 34).

Kontraindikationen

- Hautverletzungen oder nässende Hauterkrankungen im oberen Rückenbereich.

Vorsicht

- Sehr schmerzhafte Stellen oder eine Krebserkrankung im oberen Rückenbereich.

In diesen Situationen **sehr leicht, umhüllend und weitend einreiben** (☞ Griffqualität, Seite 30f.).

Der Behandelte muß die Berührung als wohltuend erleben.

Lagerung des Behandelten

Ein im Bett, am Bettrand oder auf einem Stuhl **sitzender Behandelter** legt für eine entspannte Haltung seine Unterarme locker auf ein Kissen, das auf seinen Oberschenkeln liegt, oder auf einen Tisch in einer für ihn bequemen Höhe.

Ein auf dem Bauch oder in flacher Seitenlage (die Flanken sollten dabei weitgehend frei sein) **liegender Behandelter** legt seine Arme locker neben den Körper oder spreizt sie im Schultergelenk ab. Der Kopf ist zur Seite gedreht oder mit einem kleinen Kissen unter der Stirn abgestützt. Bei einem Hohlkreuz eventuell ein Kissen unter den Bauch geben.

Stand des Einreibenden

Der Einreibende steht in beweglicher Schrittstellung seitlich neben dem Bett oder hinter dem Behandelten.

Inneres Bild

Durch den ersten Teil der Einreibung den Behandelten „hereinholen" und ihn dann durch das Erleben einer inneren Weite tiefer ausatmen lassen.

Substanzauftragung

Die Substanz wird mit beiden Händen während des ersten Abstriches aufgetragen. Um die Substanz bis in die Flanken verteilen zu können, beginnt man am besten mit „hohlen" Händen und nimmt erst allmählich den vollen Handkontakt auf.

Einreibung

In der ersten Eintauchphase tauchen beide Hände mit weichen Handwurzeln auf den Rückenstreckern neben dem 7. Halswirbelkörper ein und greifen den Strom auf, der vom Hinterhaupt kommt. Im Hinuntergleiten entlang der Leitlinien nimmt der Kontakt langsam zu bis zum Höhepunkt der Verdichtung unter den Mittelhänden etwa in der Mitte der Brustwirbelsäule.

In der ersten Lösphase, nach Beginn der innerlichen Lösung, wandert jede Hand weiter zu ihrem **Umkehrpunkt U** im unteren Drittel der Brustwirbelsäule. Der Kontakt bleibt trotz einer vollständigen inneren Lösung entweder in der ganzen Hand bestehen, oder er löst sich bis in die Fingerhand.

In der zweiten Eintauchphase folgen die Hände mit leicht gespreizten Fingern dem Verlauf der Rippen und verdichten dabei nochmals, ohne zu bedrängen.

In der zweiten Lösphase wandern sie weiter bis in die Flanken und lösen sich an den „Seitennähten" vom Gewebe.

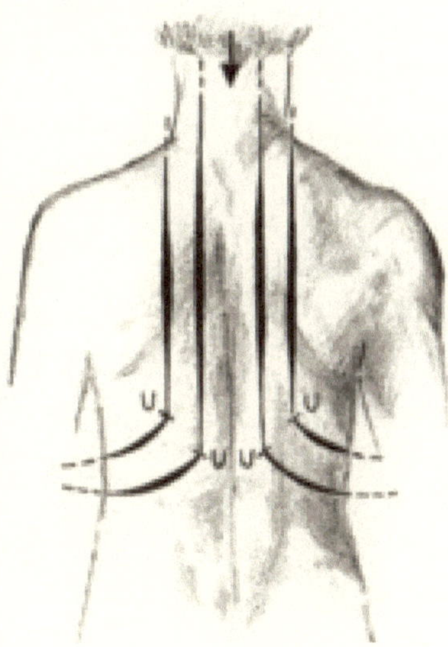

Schema Atemanregende Rückeneinreibung

> Das Lösen in den Flanken wird aus einem Gefühl der eigenen inneren Weite ausgeführt.

Um die Substanz gut auf dem Rücken verteilen zu können, werden die Abstriche versetzt nebeneinander ausgeführt. Außerdem bleibt der Handkontakt großflächiger als bei den Asthma-Abstrichen.

Dauer

Diese Abstriche werden etwa 5- bis 10mal durchgeführt, bzw. bis die Substanz verteilt ist.

Nachruhe

Je nach Situation 10–15 Minuten.

Durchführungs-varianten

Diese Einreibung kann auch **mit nur einer Hand** auf je einer Rückenseite durchgeführt werden, z. B. bei besonders kälteempfindlichen Behandelten und bei Patienten in einer steilen Seitenlage, wenn nur eine Rückenseite frei liegt. Oder auch, wenn mit einer Hand besser eingerieben werden kann.

Brusteinreibung

Herz und Lunge, die **zentralen Organe des „Rhythmischen Systems“**, befinden sich im Brustraum. Sie sind umschlossen vom Brustkorb, der durch zwölf Rippenpaare gebildet ist. Diese Rippen setzen an den Brustwirbeln an, die obersten treffen sich vorne am **Brustbein (Sternum).** Einige der unteren Rippen bilden mit ihren knorpeligen Enden die Rippenbögen, den unteren Rand des Brustkorbes. Nach unten begrenzt das Zwerchfell den Brustraum.

Die Brust ist nicht nur unsere rhythmische Mitte, wir erleben sie auch sonst als **unser Zentrum.** Wir klopfen uns auf die Brust, um uns zu bestätigen, vertreten etwas im Brustton der Überzeugung und brüsten uns mit geschwellter Brust.

Kurzbeschreibung

Meist reiben beide Hände gleichzeitig beide Brustseiten in einer zweimal an- und abschwellenden Streichung ein. Neben den Schultergelenken beginnend, wandern sie über das Brustbein zum unteren Rand des Rippenbogens und folgen dann dem Verlauf der Rippen bis in die Flanken.

Wirkung

Diese Brusteinreibung wirkt atemanregend, vor allem vertiefend auf die Ausatmung. Dadurch kann sie auch bei Angst oder innerer seelischer Bedrängung und Verspannung lösen.

Inneres Bild

Durch den ersten Teil dieser Einreibung helfe ich dem Behandelten, sich zu zentrieren, aus der Peripherie „zu sich zu kommen“. Im zweiten Teil möchte ich ihm ein Gefühl der Weite, des Lösens und Ausatmenkönnens vermitteln.

Anwendungsmöglichkeiten

- Im Rahmen der Grundpflege zur Vermeidung einer Lungenentzündung (Pneumonieprophylaxe); zur Behandlung einer Bronchitis oder Lungenentzündung: je nach Situation des Behandelten mit einer atemanregenden, schleimlösenden Salbe, z. B. Plantago Bronchialbalsam®, Plantago comp. Salbe oder WELEDA Erkältungssalbe® oder einem entsprechenden Öl, z. B. Eukalyptusöl, Thymianöl; mit Lavendelöl zur Atemberuhigung (☞ Verwendete Substanzen, Seite 34)
- Schmerzen im Bereich der Rippen, z. B. nach einer schweren Bronchitis oder Lungenentzündung, mit Eisenhutöl, Lavendelöl, Solum Öl®, Melissenöl u. ä.
- Im Zusammenhang einer Ganzeinreibung.

Kontraindikationen

- Hautverletzungen oder nässende Hauterkrankungen im Brustbereich.

Vorsicht

- Sehr schmerzhafte Stellen oder eine Krebserkrankung im Brustbereich.

In diesen Situationen **sehr leicht, umhüllend und weitend einreiben** (☞ Griffqualität, Seite 30f.).

Der Behandelte muß die Berührung als wohltuend erleben.

Lagerung des Behandelten

Der Behandelte liegt meist im Bett, eventuell mit einem etwas erhöhten Oberkörper.

Stand des Einreibenden

Der Einreibende steht in beweglicher Schrittstellung neben dem Bett. Im Zusammenhang einer Ganzeinreibung steht er an der rechten Bettseite.

Substanzauftragung

Die Substanz wird gleichzeitig mit beiden Händen im Verlauf der ersten Streichung aufgetragen.

Um die Substanz möglichst gut bis in die Flanken hinein verteilen zu können, beginnt man am besten mit „hohlen" Händen und nimmt erst allmählich den vollen Kontakt auf.

Einreibung

Beide Hände **tauchen** gleichzeitig mit zarten Handwurzeln neben den Schultergelenken unterhalb des Schlüsselbeins ein. Dann wandern sie mit zunehmendem Kontakt auf den oberen Teil des Brustbeines. Dort befindet sich der Kontakt-Höhepunkt.

Nach Beginn der innerlichen Lösung gleiten die Hände leicht über das Brustbein zu den **Umkehrpunkten U** am Rippenbogen, der Kontakt nimmt dabei bis zu den Fingerbeeren ab. Je nach Form der Brust laufen sie auf diesem Weg entweder parallel nebeneinander. Oder eine Hand gleitet, ohne den Fluß dabei zu stören, auf die andere Hand und verläßt sie am unteren Brustbeinrand wieder. Durch diese Handführung wird eine stärker zentrierende Wirkung erreicht. Durch eine parallele Handführung dagegen entsteht ein flächiger, wärmerer Kontakt, der z. B. für eine Salben-Einreibung günstig ist.

An den **Umkehrpunkten U** muß innerlich vollständig gelöst werden, ohne den Kontakt zum Gewebe dabei zu verlieren (☞ „Lösen, ohne zu verlassen", Seite 23), damit die Hand- und Unterarmstellung für ein neues Eintauchen drehen kann. Dies gelingt besser, wenn die Umkehrpunkte ungefähr in der Mitte des Rippenbogens liegen und außerdem – wie bei jeder Einreibung – der Abstand zum Oberkörper des Behandelten genügend groß ist und das Bett nicht zu hoch steht.

> Das Gebiet über dem **Sonnengeflecht** (Solar plexus) **ist sehr druckempfindlich** und wird deshalb bei dieser Einreibung von den Händen nicht berührt.

In der zweiten Verdichtungsphase folgen die Hände dem Verlauf der Rippen und nehmen den Kontakt noch einmal – ohne zu bedrängen – mit der ganzen Hand auf.

In der folgenden Lösphase wandern sie weiter zu den Flanken und lösen sich in dem Bereich, in dem sich die Seitennähte einer Weste befinden würden, vom Gewebe.

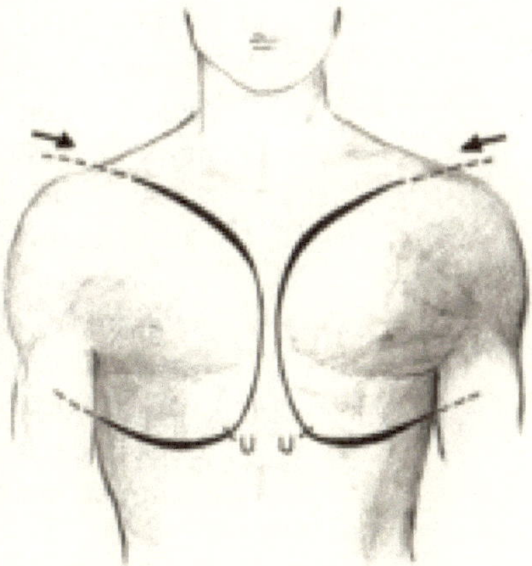

Schema Brusteinreibung

Dauer

Diese Abstriche werden etwa 5- bis 10mal durchgeführt, bzw. bis die Substanz verteilt ist.

Im Zusammenhang einer Ganzeinreibung werden sie 2- bis 3mal durchgeführt.

Nachruhe

Je nach Situation 10–20 Minuten.

Durchführungsvariante

Eine **einseitige Brusteinreibung** wird durchgeführt, wenn der Behandelte sehr kälteempfindlich ist oder einen größeren Intimschutz benötigt. Oder falls mit einer Hand besser eingerieben werden kann. Dann wird jede Brustseite einzeln eingerieben, meist von der gleichen Hand. Wie bei jeder einhändigen Einreibung hat die nicht einreibende Hand Kontakt mit dem Behandelten und liegt beispielsweise an dessen Oberarm.

Diese Einreibung wirkt weniger zentrierend und weitend als eine Einreibung mit beiden Händen.

Baucheinreibung

In der Bauchhöhle befinden sich die **Verdauungs- und Fortpflanzungsorgane.** In diesem Gebiet ist alles bewegt, durchwärmt, es spielen sich zur gleichen Zeit die vielfältigsten Prozesse ab.

Der Bauchraum ist nach oben von den Zwerchfellkuppeln begrenzt, nach unten vom Becken. Ringsum ist er von den Muskelschichten der Bauch- und Rückenwand umschlossen. Die Bauchmuskeln ermöglichen – zusammen mit den Muskeln des Rückens – die aufrechte Haltung und die Beweglichkeit des Oberkörpers, außerdem unterstützen sie die Atemtätigkeit.

Über der Magengegend enden zahlreiche Nerven des **„Sonnengeflechtes“** (Solar plexus), eines der Zentren des vegetativen Nervensystems, das für viele der Bauchorgane wichtig ist. Es wird auch das „Bauchgehirn“ genannt. Dieses Gebiet ist bei vielen Menschen sehr druck- oder sogar berührungsempfindlich und darf deshalb nur leicht und zart eingerieben werden.

Ablauf

Der Bauch wird mit **Wärmekreisen** eingerieben, zum Abschluß können einige **Dickdarm-Abstriche** (**Colon-Abstriche**) durchgeführt werden.

Wirkung

Wärmekreise durchwärmen, durchatmen und beruhigen den gesamten Bauchbereich. Bei einer nervösen, überaktiven Darmtätigkeit wirken sie lösend und beruhigend, bei Darmträgheit anregend.

Dickdarm-Abstriche wirken blähungstreibend und fördern die Darmentleerung.

Anwendungsmöglichkeiten

- Bauchschmerzen, verursacht durch Krämpfe oder Blähungen; Darmträgheit; Verstopfung: je nach Situation des Behandelten z. B. mit Kümmelöl, Kamillenöl, Melissenöl oder Tabaköl
- Nervös bedingte, vegetative Störungen im Magen-Darm-Bereich, z. B. krampfartige Bauchbeschwerden: je nach Situation des Behandelten mit Kamillenöl, Lavendelöl, Melissenöl oder Sauerkleesalbe
- Zur Vermeidung von Schwangerschaftsstreifen oder um die Rückbildung der Haut und Muskulatur nach einer Entbindung zu fördern: mit WELEDA Schwangerschafts-Pflegeöl, WELEDA Arnika-Massageöl®, Emulsio Hyperici comp. (Heilmittellabor der Ita Wegman Klinik), Schlehenblütenöl oder Johanniskrautöl
- Im Zusammenhang einer Ganzeinreibung.

Kontraindikationen

- Hautverletzungen oder nässende Hauterkrankungen im Bauchbereich.

Vorsicht

- Akute Entzündungen im Bauchbereich
- Unklare Bauchschmerzen
- Krebserkrankung im Bauchbereich
- Darmverschluß.

In diesen Situationen **sehr leicht, umhüllend und weitend einreiben** (☞ Griffqualität, Seite 30f.).

Der Behandelte muß die Berührung als wohltuend erleben. Das gleiche gilt bei Schwangeren.

Bei einer **hochfiebrigen, akuten Entzündung** ist zu überlegen, ob nicht eine andere Äußere Anwendung, beispielsweise ein Salbenlappen oder eine feuchte Kompresse, therapeutisch sinnvoller ist.

Dauer

Eine einzelne Baucheinreibung dauert 1–3 Minuten. Die Anzahl der dabei durchgeführten Wärmekreise oder Abstriche ist von der Situation des Behandelten abhängig.

Im Zusammenhang einer Ganzeinreibung werden etwa 3 Wärmekreise durchgeführt, ohne anregende Dickdarm-Abstriche.

Nachruhe

Je nach Situation 10–20 Minuten.

Lagerung des Behandelten

Der Behandelte liegt auf dem Rücken. Eventuell ein Kissen unter die Knie geben, damit die Bauchdecke möglichst entspannt ist.

Stand des Einreibenden

Der Einreibende steht in beweglicher Schrittstellung auf der rechten Bettseite in der Höhe der Oberschenkel des Behandelten.

Wärmekreise

Kurzbeschreibung

Die Hände beginnen meist in den Flanken. Dann beschreiben sie im Uhrzeigersinn Wärmekreise um den Bauchnabel. Die Kreisrichtung ist durch den Verlauf des Dickdarmes vorgegeben. Die linke Hand ist die **„führende“ Hand,** die immer den Hautkontakt behält.

Inneres Bild

Die Hände nähern sich mit atmenden Kreisen einer kostbaren, zerbrechlichen Kugel und möchten diese beim Eintauchen vorsichtig aufgreifen und leicht in die Höhe heben.

Substanzauftragung

Die Substanz wird mit beiden Händen, aus den Flanken kommend, im Verlauf des ersten Wärmekreises aufgetragen. Damit die Substanz nicht nur in den Flanken aufgetragen wird, beginnen die Hände mit einer „hohlen“ Hand.

Einreibung

Bei der Beschreibung der folgenden Wärmekreise wird die Vorstellung eines Zifferblattes mit dem Bauchnabel als Mittelpunkt zur Hilfe genommen. Die linke Hand ist auf dem Schema durch die innere Kreislinie dargestellt.

Die Durchführung eines Wärmekreises ist bei der Knie-Einreibung auf Seite 58f. genauer beschrieben.

Beginn

Da der Bauchbereich oft berührungssensibel ist und als intim erlebt wird, nehmen die Hände meist an den Flanken den ersten Kontakt mit einer zarten und dennoch bestimmten Berührung auf. Dadurch bekommt der Behandelte Zeit, sich an die Begegnung zu gewöhnen.

Danach gleiten die Hände nach oben und gehen sofort in den ersten Wärmekreis über. Wie bei jedem Wärmekreis stehen sie sich dabei jederzeit gegenüber.

Eintauchphase

Die **linke Hand** taucht mit flachen Fingerbeeren am rechten, unteren Beckenkamm, bei 7^{oo}, ein. Die **rechte Hand** beginnt mit weicher Handwurzel am linken, unteren Rand des Rippenbogens, bei 1^{oo}.

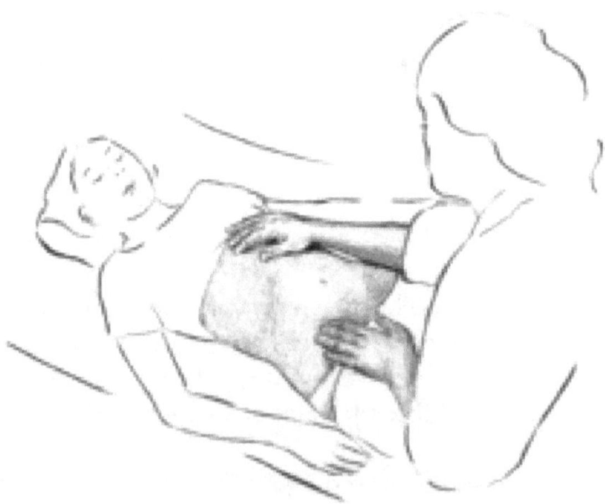

Beginn der Eintauchphase zur Baucheinreibung

Die **linke Hand** wandert mit zunehmendem Kontakt weiter. Der Höhepunkt ist erreicht, wenn die Mittelhand bei 9°° angekommen ist und unter ihr der dichteste Kontakt stattfindet. Die **rechte Hand** folgt dem Kreis mit zunehmendem Kontakt bis 3°° und hat ihren Kontakt-Höhepunkt ebenfalls unter der Mittelhand. Beide Mittelhände stehen sich in diesem Moment bewußt gegenüber.

Kontakt-Höhepunkt beim Wärmekreis am Bauch

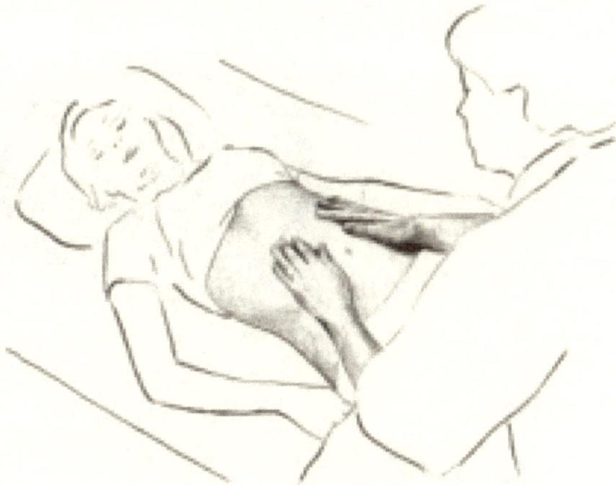

Lösphase
Die **linke Hand** wandert nach Beginn der innerlichen Lösung weiter. Dabei überquert sie das Sonnengeflecht, den Bereich zwischen den Rippenbögen, mit einem „**Delphinsprung**“: innerlich vollständig gelöst, fast ohne zu berühren.

Auf dem weiteren Weg zeigt die Fingerhand zur linken Flanke. Der Kontakt löst sich vor 7°° bis zu den Fingerbeeren.

Die **rechte Hand** folgt dem Kreis ebenfalls mit abnehmendem Kontakt, verläßt am Beckenkamm, bei 5°°, das Gewebe und vollendet den Kreis in der Luft.

Nächste Eintauchphase
Damit die **linke Hand** neu eintauchen kann, muß sie die Richtung ändern. Bei einer vollständigen innerlichen Lösung dreht die Richtung von Hand- und Unterarm, bis die Finger nach 8°° zeigen, in die Richtung, in die das Eintauchen erfolgen wird.

Nun kann sie gemeinsam mit der **rechten Hand** wieder mit einem Eintauchen beginnen.

Die Wärmekreise können im Verlauf der Einreibung etwas kleiner und wieder größer werden.

Geendet wird in der Lösphase des letzten Wärmekreises. Die **rechte Hand** löst sich bei 5°° vom Gewebe. Die **linke Hand** folgt weiter dem Kreis und löst sich ebenfalls bei 5°°. Bei diesem Lösen wird innerlich der Verlauf des Dickdarmes in Richtung zum kleinen Becken bedacht.

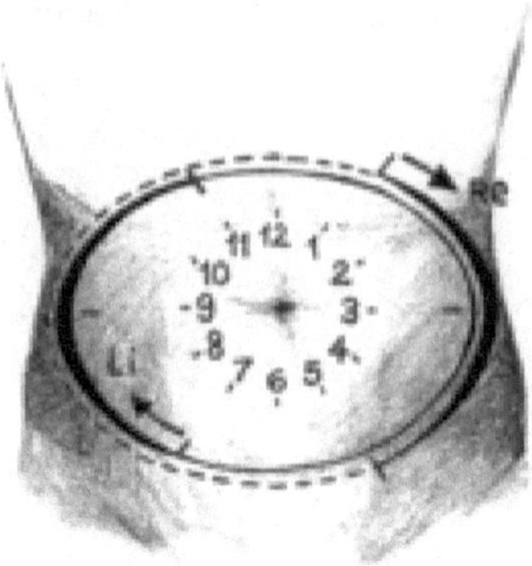

Schema Baucheinreibung

Dickdarm-Abstrich (Colon-Abstrich)

Kurzbeschreibung

Abwechselnd führt jede Hand von der linken Flanke in Richtung kleines Becken einen Abstrich durch.

Einreibung

Am Ende des letzten Wärmekreises löst sich die **rechte Hand**, wie oben beschrieben, vom Gewebe.

Die **linke Hand** befindet sich zu diesem Zeitpunkt am Beginn des oberen Kreisbogens. Nun wandert sie völlig gelöst über das Gebiet des Sonnengeflechtes zur linken, oberen Flanke. Unterhalb der letzten Rippe schmiegt sie sich dem Gewebe an und **taucht** mit der Mittelhand in einer „örtlichen Verdichtung" ein. Dann **löst sie innerlich,** wandert mit langsam abnehmendem Kontakt entlang dem absteigenden Dickdarm in Richtung zum kleinen Becken und löst sich nach der vollständigen innerlichen Lösung vom Gewebe.

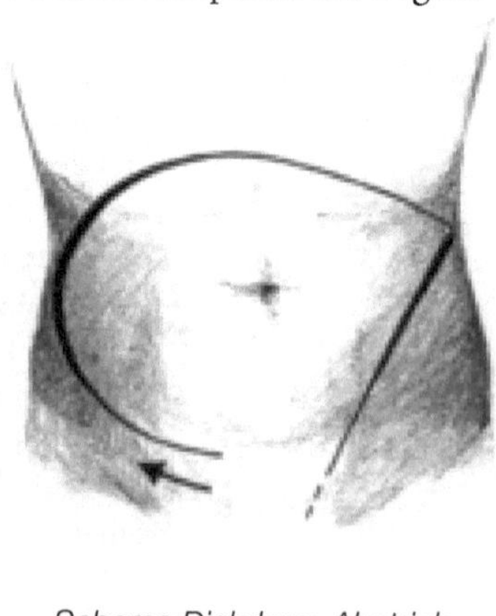

Schema Dickdarm-Abstrich

In diesem Moment taucht die **rechte Hand** in gleicher Weise in der oberen, linken Flanke ein und führt ebenfalls einen Abstrich aus.

Abwechselnd werden nun von jeder Hand – je nach Situation des Behandelten – einige Colon-Abstriche durchgeführt.

Durchführungsvarianten

Als **einfache Variante** können **mit einer Hand Kreise** um den Bauchnabel durchgeführt werden, die möglichst flächig und wärmend sind. Wie bei der oben beschriebenen Baucheinreibung laufen sie im Uhrzeigersinn, und das Gebiet über dem Sonnengeflecht wird nur sehr leicht eingerieben. Die rhythmische Betonung liegt in der linken Flanke. Zum Abschluß löst sich die Hand in Richtung zum kleinen Becken.

Ein einhändiger Kreis ist beispielsweise bei kleinen Kindern geeignet.

Um eine **stärkere Anregung der Darmtätigkeit** zu erreichen, kann die linke Hand zwischen 1°° und 5°° zart an- und abschwellen und dadurch nochmals eine rhythmische Differenzierung geben.

Oberbaucheinreibung
Mit einer leichten und völlig gelösten Hand können gleichmäßig strömende Kreise auf dem Oberbauch, dem Gebiet des Sonnengeflechtes, durchgeführt werden.

Diese Einreibung wird häufig mit einer Sauerkleesalbe zur **„Schocktherapie“** durchgeführt, um einen schockartigen Zustand, z. B. ein traumatisches Erlebnis oder eine Operation, besser verarbeiten zu können. Je nach Situation des Betroffenen kann dies eventuell mehrmals täglich stattfinden.

Blaseneinreibung
Mit einer Hand werden über der Blasengegend leichte, möglichst flächige Kreise beschrieben, mit einem zarten An- und Abschwellen auf dem Kreisabschnitt über dem Schambereich. Oder es werden einige hin- und zurückschwingende Halbkreise über dieser Gegend durchgeführt, die jedesmal rhythmisch an- und abschwellen. Dabei kann man an eine **Mondsichel** denken, oder an eine Schale, welche die Blase in sich birgt.

Diese Einreibung wird z. B. bei einer Blasenentzündung mit Silbersalbe oder Eukalyptusöl durchgeführt.

Ganzeinreibung

Bei einer Ganzeinreibung wird der ganze Körper eingerieben, es ist eine für den Behandelten tatsächlich „ganzheitliche" und umfassende Behandlung. In Absprache mit ihm können allerdings Körperstellen ausgespart werden, die er als besonders intim oder berührungsempfindlich erlebt.

Eine Ganzeinreibung erfordert vom Einreibenden **Übung und Sicherheit mit den Rhythmischen Einreibungen.** Nur dann können die einzelnen Teileinreibungen ruhig und ohne unnötige Unterbrechungen zu einem Ganzen zusammengefügt werden.

Ich werde den Ablauf einer Ganzeinreibung beschreiben, wie er sich für uns bewährt hat, und dabei einige Tips zum Umgang mit Abdecktüchern und Lagerungsmaterial geben. Bei einer Ganzeinreibung ist besonders wichtig, daß jeder Körperteil nur so kurz wie nötig aufgedeckt wird, um einen **unnötigen Wärmeverlust zu vermeiden.**

Wirkung

Ganz allgemein läßt sich sagen, daß eine Ganzeinreibung den ganzen Körper durchwärmt und entspannt, das seelische Wohlbefinden steigert und harmonisierend wirkt. Dem einen Behandelten kann sie helfen, von sich loszukommen, dem anderen, zu sich zu kommen. Sie kann anregen, aber auch angenehm müde machen.

Die Körpergrenzen werden erlebbar, und der Behandelte kann dadurch wieder mit sich versöhnt werden (☞ Allgemeine Wirkung und Anwendungsmöglichkeiten, Seite 31ff.).

Diese Wirkung kann durch bestimmte Substanzen gelenkt und verstärkt werden.

Material

- Um den Behandelten nach der Ganzeinreibung gut umhüllen zu können, verwenden wir ein großes **Flanelltuch,** geeignet ist ein Barchent-Leintuch
- Als Intim- und Wärmeschutz für seinen Oberkörper nehmen wir ein großes **Frotteetuch,** das halbiert den Oberkörper des Behandelten großzügig bedeckt
- Je nach Körpergröße und Hautbeschaffenheit werden etwa 20 ml Emulsion oder Öl benötigt; diese werden vorgewärmt
- Spreukissen oder Knierolle
- 3–4 nicht zu heiße Wärmflaschen zum Vorwärmen der Tücher.

Durchführung

Das Zimmer vorbereiten, dabei auf geeignete Temperatur und Lichtverhältnisse achten und eventuelle Störungen möglichst ausschließen.

Das vorgewärmte Flanelltuch auf das Bett legen. Der Behandelte, der sich bis auf die Unterhose entkleidet hat, legt sich darauf. Seinen Oberkörper bis über die Schultern möglichst rasch mit dem ebenfalls vorgewärmten Frotteetuch bedecken. In das Flanelltuch einhüllen, dabei die Beine nur locker und getrennt voneinander einschlagen, damit sie für die Beineinreibung leichter gelagert werden können. Mit einer Bettdecke zudecken. Das **Kopfkissen** richten, damit er bequem liegt und die Schulter für die Schultereinreibung gut zugänglich ist.

Rücken
Der Rücken wird von der **linken Bettseite** aus eingerieben.

Der Behandelte sitzt auf. Der Einreibende unterstützt ihn mit seiner linken Hand leicht von vorne an der Schulter und hält gleichzeitig das Frotteetuch, damit die Brust bedeckt ist. Zuerst die rechte Rückenseite, dann die linke Seite einreiben.

Den Behandelten zurückliegen lassen und seinen Oberkörper bis über die Schultern mit dem Frotteetuch bedecken und mit der Decke zudecken.

Falls der Behandelte **nicht sitzen kann,** wird die Rückeneinreibung im Liegen durchgeführt. Dies gibt für den Ablauf eine etwas größere Unruhe.

Arme
Von der gleichen Bettseite aus den **linken Arm** einreiben. Danach auf die **rechte Bettseite** wechseln und den **rechten Arm** einreiben. Jedesmal anschließend wieder gut mit dem Flanelltuch und der Decke zudecken.

Brust
Die Decke und das Frotteetuch bis auf Bauchnabelhöhe nach unten ziehen. Die Brust einreiben und wieder mit dem Frotteetuch zudecken.

Bauch
Die Decke bis auf Hüfthöhe nach unten ziehen, das Frotteetuch nach oben zurückziehen. Den Bauch einreiben und wieder mit dem Frotteetuch bedecken.

Damit ist die Einreibung des Oberkörpers abgeschlossen. Der Behandelte wird nun bis über die Schultern sorgfältig zugedeckt.

Rechtes Bein

Die Decke schräg zurückschlagen und das Spreukissen unter den Oberschenkel (unter dem Tuch!) legen.

Die Wade einreiben. Danach das Spreukissen unter Knie- und Unterschenkelbereich lagern und den Oberschenkel einreiben. Das Kissen entfernen und den Fuß einreiben. Das rechte Bein kann nun gut zugedeckt werden.

Linkes Bein

Nach einem Seitenwechsel auf die **linke Bettseite** wird das linke Bein entsprechend eingerieben.

Im allgemeinen wird der Behandelte durch die Einreibung und die verwendete Substanz angenehm **durchwärmt.** Je nach Situation und Wärmebedürfnis können jedoch anschließend warme **Wärmflaschen** an das Fußende, an seine Seiten oder auf seinen Bauch gelegt werden.

Dauer

Bei einer Ganzeinreibung wird **jeder Körperteil nur wenige Male, meist 1- bis 2mal**, mit großzügigen Bewegungen eingerieben – im Vertrauen auf die Wirkung der verwendeten Substanz und auf den „Nachklang“, den diese Einreibung in der Nachruhe auslösen wird.

Die **„reine Einreibzeit“**, nach der abgeschlossenen Vorbereitung bis zum letzten Zudecken, beträgt etwa 20 Minuten. Da diese Einreibung von uns eine große Konzentration erfordert, sollte sie nicht länger dauern. Sie würde sonst auch den Behandelten überfordern.

Nachruhe

30–45 Minuten.

Der Behandelte soll in dieser Zeit bequem und ungestört liegen, dabei weder schwitzen noch frieren.

Pentagramm-Einreibung

Ablauf

Bei einer Pentagramm-Einreibung (**Fünfstern-Einreibung**) wird an fünf aufeinanderfolgenden Tagen jeweils ein Körperteil eingerieben.

Am ersten Tag wird das **rechte Bein** eingerieben und am darauffolgenden Tag der **linke Arm.** Danach der **rechte Arm,** das **linke Bein** und am letzten Tag der **Rücken.** Danach ist an zwei Tagen Pause.

Dadurch entsteht ein **Sieben-Tages-Rhythmus,** bei dem jeder Körperteil immer am gleichen Wochentag eingerieben wird, am besten um die gleiche Tageszeit. Wenn möglich, kann an einem Sonntag begonnen werden.

Diese Einreibungen sollten vier Wochen lang durchgeführt werden, da alle Lebenskräfte einen vierwöchigen Rhythmus haben.

Reihenfolge

Im menschlichen Körper gibt es Lebensströme (Ätherströme), die in der oben beschriebenen Richtung verlaufen und aus denen der menschliche Körper gebildet wurde. Rudolf Steiner sagt darüber: „Es **zirkulieren immer Ätherströmungen aus dem Kosmos durch den menschlichen Körper.** Ein solcher Strom tritt durch den Kopf ein, zieht von da in den rechten Fuß, dann in die linke Hand, dann in die rechte Hand, dann in den linken Fuß und von da zurück zum Kopf. Denken wir uns den Menschen in der eben beschriebenen Stellung stehend mit ausgebreiteten Armen, so hat die Strömung die Form des Pentagramms." (Aus: Notizen einer esoterischen Stunde am 14.11. 1906, GA 245.)

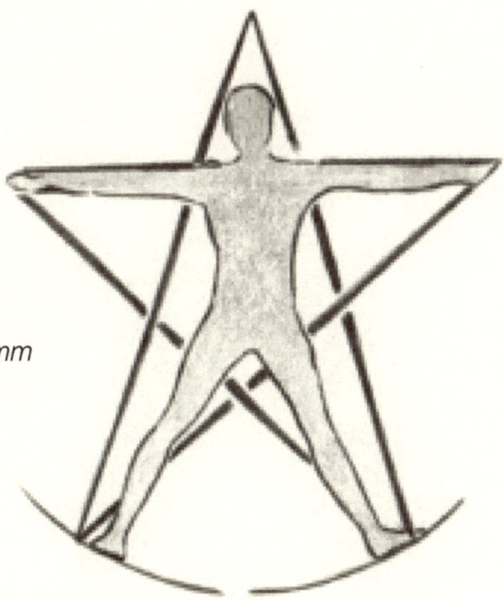

Der Mensch im Pentagramm stehend

Wirkung	Durch eine Pentagramm-Einreibung möchten wir den Menschen wieder „an die kosmischen Ätherströme anschließen". Dadurch werden seine Aufbau- und Selbstheilungskräfte gestärkt. Da die einzelnen Körperteile an aufeinanderfolgenden Tagen eingerieben werden, regen wir diese Ströme immer wieder an einer anderen Stelle an. Der Behandelte muß die einzelnen Einreibungen in einer unbewußten Aktivität miteinander verbinden, damit ein Ganzes entsteht. Dies wirkt stärkend und anregend insbesondere auf Lebenskräfte, die „ins Stocken kamen" oder „etwas vertrocknet" sind. Sie können dadurch wieder in Bewegung gebracht werden.
Anwendungsmöglichkeit	Eine Pentagramm-Einreibung wird bei Menschen durchgeführt, die beispielsweise nach einer körperlichen oder seelischen Belastungssituation sehr erschöpft sind und bei denen wir den ganzen Körper einreiben möchten. Manchmal sind solche Menschen besonders „offen" und empfindsam. Für sie könnte eine Ganzeinreibung, schon auch durch ihre Dauer, eine Überforderung bedeuten.
Dauer jeder Teileinreibung	Etwa 5 Minuten.
Nachruhe	Jeweils 10–20 Minuten.

Sachregister

Literaturangaben

Hauschka, Margarethe: *Rhythmische Massage nach Dr. Ita Wegman.* Schule für künstlerische Therapie und Massage, Bad Boll.

Grah, Christian: *Das Menschlichste am Menschen ist sein Fuß.* Tycho de Brahe-Jahrbuch für Goetheanismus 1986, Selbstverlag im Rahmen der Anthroposophischen Buch Cooperative.

Glas, Norbert: *Die Hände offenbaren den Menschen.* J. Ch. Mellinger-Verlag, Stuttgart 1981.

Helbing, Hanno: *Rhythmus. Ein Versuch.* Suhrkamp Verlag.

Hörner, Wilhelm: *Zeit und Rhythmus.* Verlag Urachhaus, Stuttgart 1991.

Mc Keen, Thomas: *Wesen und Gestalt des Menschen.* Verlag Freies Geistesleben, Stuttgart 1996.

Rosslenbroich, Bernd: *Die rhythmische Organisation des Menschen.* Verlag Freies Geistesleben, Stuttgart 1994.

Vogel, Lothar: *Der dreigliedrige Mensch.* Philosophisch-Anthroposophischer Verlag, Dornach/Schweiz 1979.

Adressen für Kurse in Rhythmischen Einreibungen

Informationen zu Kursen können bei den jeweiligen Pflegeverbänden bzw. der Medizinischen Sektion am Goetheanum eingeholt werden.

Verband für Anthroposophische Pflege e. V.
Haberschlaiheide 1/215
70794 Filderstadt
Deutschland
Tel. +49 711 7359219
Fax +49 711 7359220
mail@vfap.de
www.vfap.de

APIS – Verein Anthroposophische Pflege
in der Schweiz
Zentrum für Integrative Medizin
Kantonsspital St. Gallen, Haus 33
9007 St. Gallen
Schweiz
Tel. +41 79 850 73 98
info@apis-saes.ch
www.apis-saes.ch

Freie Hochschule für Geisteswissenschaft
Medizinische Sektion am Goetheanum
Postfach
4143 Dornach
Schweiz
Tel. +41 61 706 42 90
Fax +41 61 706 42 91
info@medsektion-goetheanum.ch
www.medsektion-goetheanum.ch